浙江常用中草药图鉴

第一册

主　编　熊耀康（浙江中医药大学）
　　　　张水利（浙江中医药大学）

副主编（以姓氏拼音为序）
　　　　俞　冰（浙江中医药大学）
　　　　张春椿（浙江中医药大学）
　　　　张芬耀（浙江省森林资源监测中心）

编　委（以姓氏拼音为序）
　　　　陈发军（丽水市科技局生产力促进中心）
　　　　范慧艳（浙江中医药大学）
　　　　李石清（浙江中医药大学）
　　　　李效贤（浙江中医药大学）
　　　　廖广辉（浙江中医药大学）
　　　　睢　宁（浙江中医药大学）
　　　　孙骏威（中国计量大学）
　　　　汪　红（浙江中医药大学）
　　　　汪华锋（杭州市富阳区市场管理监督局）
　　　　杨淑贞（浙江天目山国家级自然保护区管理局）
　　　　詹　敏（浙江天目山国家级自然保护区管理局）

人民卫生出版社

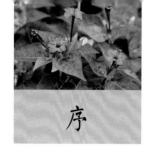

序

常用中药材在推动中医药事业发展中发挥着巨大的作用，支撑着中医药产业快速发展。随着中医药越来越受到人民群众的欢迎，常用中药材在百姓的生产生活中的应用范围也越来越广泛。

浙江省山水毓秀，四季分明，自然条件得天独厚，中药资源丰富。浙江省的中药资源普查工作是第四次全国中药资源普查不可分割的一部分。《浙江常用中草药图鉴》共三分册，依托编者牵头实施的浙江省中药资源普查及多年科研工作基础，经认真遴选，收录了浙江省分布广泛、易于采集、疗效显著的常用中草药。《浙江常用中草药图鉴》第一册，共收录浙江省常用中草药120种，附基原植物精美高清照片近300幅，重点突出植物的形态和鉴别特征，便于读者参照识别。针对每种药材精选2~5首组方简单、易于获取、效果显著的验方，便于读者参照使用，写出了120种药材的常用特色，彰显了传统中医药学的魅力。

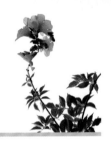

　　本书文字简练、图文并茂、内容翔实、通俗易懂，既具有科学性、实用性，又不乏观赏性、艺术性，是一本兼顾学术性、科普性的应用型专著。希望本书的出版能为中医药科研、教学、临床工作者提供参考，为提升广大读者对中医药的兴趣和人才培养做出贡献。

　　熊耀康为第四次全国中药资源普查浙江省的技术负责人，斯人已去，但浙江省中药资源普查相关工作仍在继续。《浙江常用中草药图鉴》即将付梓，欣然为序！

中国工程院院士
中国中医科学院院长
第四次全国中药资源普查技术指导专家组组长

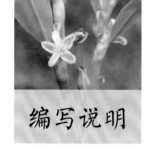

编写说明

　　浙江省地处中国东南沿海，地形自西南向东北呈阶梯状倾斜，西南以山地为主，中部以丘陵为主，东北部是低平的冲积平原。浙江山地和丘陵占70.4%，耕地面积仅208.17万公顷，故有"七山一水二分田"之说。浙江属亚热带季风气候，季风显著，四季分明，年气温适中，雨量丰沛，空气湿润，因而浙江省内植物种类繁多，其中药用植物就有2000多种。如何充分、合理地利用浙江省丰富的药用植物资源，对于保障人民身体健康，继承和发扬传统中医药文化有着十分重要的意义。本系列图鉴正是基于这一良好愿望而编写。

　　本图鉴第一册收录了浙江省分布广泛、易于采收、疗效显著的常用药用植物120种，采用图文对照形式进行编排。文字描述包括药用植物的别名、学名、科名、形态、分布与生境、药用部位及采集、性味功能、主治、验方精选等。书中采用近300幅精美的专业图片，力求全面、准确地描述常见药用植物的形态特点和鉴别特征，便于研究人员、医药院校师生及中草药爱好者参考。

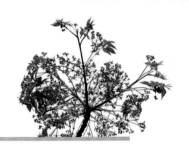

因限于篇幅，"别名"以使用较广泛的名称为主，酌情收录。"形态"重点描述药用植物野生状态下感官能识别的特征，如花、果实的特征，气味，乳汁及特有味道等。有毒药物，均在"性味功能"中注明，无毒药物则不注明。"验方精选"选组方简单、药材易于取得、效果显著的验方 2～5 首，方中所述药物用量为干品用量，若用鲜品已加以说明。书中验方在使用时应谨遵医嘱，辨证论治。书后附有药用植物的中文名和拉丁学名索引，便于读者使用。

书中照片由浙江中医药大学熊耀康、张水利教授，俞冰、张春椿、李石清老师，浙江省森林资源监测中心张芬耀老师，中国计量大学孙骏威老师，杭州市富阳区市场监督管理局汪华锋提供。浙江中医药大学李效贤、汪红、睢宁、范慧艳、廖广辉老师做了大量的文字编写和修订工作。在编写过程中，得到了浙江天目山国家级自然保护区管理局的大力支持。在此一并表示深深的谢意！

编者

2018 年 10 月

目录

目录

1. 江南卷柏

卷柏科

别名： 岩柏草、山扁柏、摩来卷柏

Selaginella moellendorffii Hieron.

形态 多年生草本，高达40cm。主茎直立，上部多分枝。下部叶卵状三角形，螺旋状排列；上部茎生叶二形，侧叶斜展，卵形至卵状三角形，顶端短尖，基部近圆形，边缘有细齿和白边；中叶斜卵形，顶端锐尖，基部斜心形，边缘有细齿和白边。孢子叶穗单生枝

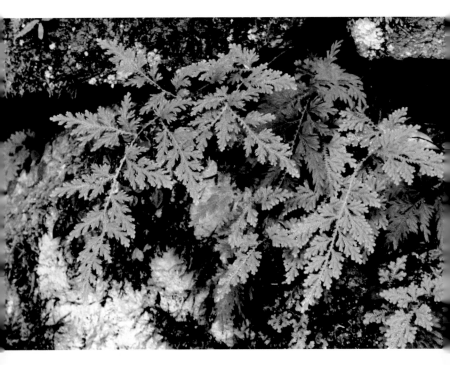

| 全株

顶，四棱柱形，长 4～8mm，孢子叶卵状三角形，顶端锐尖，边缘有细齿，背部龙骨状隆起；孢子囊圆肾形。

分布与生境 全省均分布。生于海拔 1000m 以下的林下、林缘、田边。

药用部位及采集 全草入药。夏、秋季采收。

性味功能 性平，味辛、微甘。清热利尿，消肿活血。

主治 湿热黄疸、跌打损伤等。

验方精选

1. 湿热黄疸（急性病毒性肝炎）：全草 24g、鸡眼草或长萼鸡眼草 9g、马兰头 9g、酢浆草 9g，用水煎服，每日 1 剂，连服 10～15 日。
2. 胸胁腰部挫伤：全草 60g，黄酒、水各半炖取汁，分 2 次服。
3. 全身浮肿：全草 500～1000g，水煎，代茶常饮。

2. 阴地蕨

别名：小春花、独脚金鸡、蛇不见

Botrychium ternatum (Thunb.) Sw.

形态 多年生草本，高达 60cm。根状茎短，有一簇肉质粗根。总柄长 2~6cm；不育叶叶片厚草质，阔三角形，长 8~10cm，宽 10~15cm，三回羽裂；羽片 3~4 对，互生或几对生；小羽片卵状长圆形或长圆形，一回羽裂，裂片边缘有不整齐的尖锯齿。能育叶生于总柄顶端，具长柄，远高出不育叶，孢子囊穗圆锥状，2~3 回羽裂。

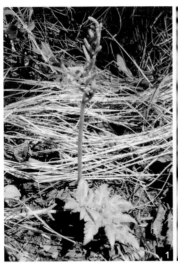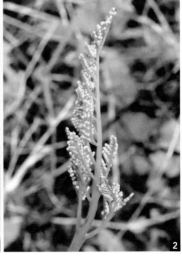

1 全株
2 孢子叶

分布与生境 全省山区均有分布。生于海拔 50 ~ 900m 的山坡、山谷较阴湿的林下草丛或灌丛中。

药用部位及采集 全草入药。春、秋季采收。

性味功能 性平、微寒，味甘、苦。清热解毒，平肝散结，润肺止咳，补肾散翳。

主治 小儿惊风、百日咳、肺热咳嗽、咳血、瘰疬、目翳、毒蛇咬伤等。

验方精选

1. 疮毒、风毒：全草 6 ~ 9g（鲜品加倍），水煎服。
2. 小儿惊风：全草 30g、鲜鸭跖草 60g，水煎，早、晚饭前各服 1 次。
3. 瘰疬（颈淋巴结结核）：全草 15g，水煎，代茶饮。
4. 眼中生翳：根研细末，每次 9 ~ 15g，用糖水吞服。

3. 乌蕨

鳞始蕨科

别名：乌韭、鸡尾草、细叶狼箕

Stenoloma chusanum Ching

形态 多年生草本，高达 1m。根状茎短而横走，密被褐色钻形鳞片。叶近生，坚草质，无毛；叶柄长达 55cm，草绿色至褐绿色，有光泽；叶片披针形或长圆状披针形，长 20～85cm，宽 10～25cm，顶端渐尖或尾状，四回羽状细裂；末回裂片楔形，顶端圆截形，有不明显的小牙齿或浅裂成 2～3 个小圆裂片；叶脉在裂片上二叉分枝。孢子囊群顶生于小脉上，每裂片 1～2 个；囊群盖厚纸质，半杯形，口部近全缘或多少呈啮蚀状。

分布与生境 全省均有分布。生于海拔 10～600m 的山坡路边、溪沟边、路旁岩石缝或草丛中。

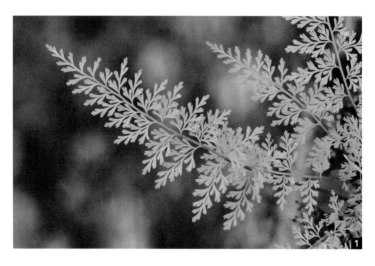

1 全株

药用部位及采集 全草或根状茎入药。夏、秋季采收。

性味功能 性寒，味苦、涩。清热利尿、止血解毒。

主治 肝炎、肠炎、乳腺炎、胆道结石、菌痢、外伤出血、烫伤、皮肤湿疹等。

验方精选

1. 肝炎（急性黄疸型和无黄疸型病毒性肝炎）：全草90g，水煎汁分3次服，连服10～15剂。

2. 乳痈：根茎60g水煎冲黄酒服，鲜叶捣烂敷患处。

3. 狂犬咬伤：鲜根茎150～180g，用铜器水煎，空腹服，连服数日，服药期间环境必须安静。

4. 刀伤出血：取鲜叶捣烂外敷。

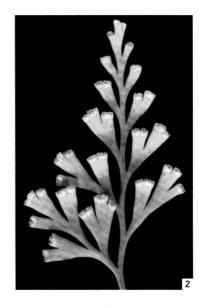

| 2 孢子叶

4. 井栏边草

别名：凤尾草、乌脚鸡、铁狼箕

Pteris multifida Poir.

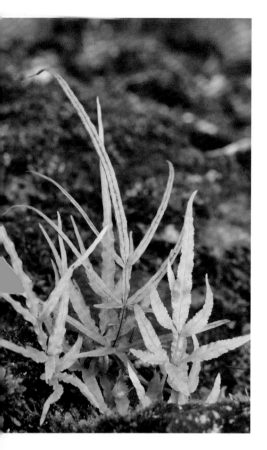

| 全株

形态 多年生草本，高达70cm。根状茎短而直立，顶端密被钻形鳞片。叶簇生，草质，二型；叶柄灰绿色，长可达35cm；能育叶片长卵形，长达40cm，宽达20cm，一回羽裂，下部数对羽片往往2~3叉；不育叶的羽片或小羽片较能育叶宽，边缘具不整齐的尖锯齿；叶轴两侧有由羽片的基部下延而成的翅。孢子囊群线形，沿叶边连续分布；囊群盖线形，膜质，全缘。

分布与生境 全省均有分布。生于阴湿岩石下、溪边、河边、井旁或墙脚下。

药用部位及采集 全草入药（作凤尾草药材）。全年可采。

性味功能 性凉，味微苦。清热利湿，凉血止血，消肿解毒。

主治 黄疸、痢疾、泄泻、淋浊、带下、吐血、衄血、崩漏、湿疹、疔疮肿毒等。

验方精选

1. 痢疾：全草 30g、黄毛耳草 15g、爵床 15g，水煎加蜂蜜 30ml 冲服，每日 1 剂，分 2 次饭前服，连服 3～5 剂；或每日全草 15～30g，水煎服，连服数日。

2. 黄疸：鲜全草 60～90g，水煎服，每日 1 剂，连服数剂。

3. 喉蛾（扁桃体炎）：全草 15g，水煎服，连服数日。

4. 五淋白浊、赤白带下：全草、海金沙、薏苡根、车前草各 12g，水煎服。

5. 内痔出血、尿血：鲜全草、鲜鳢肠各 30g，猪瘦肉 120g，煮服。

5. 抱石莲

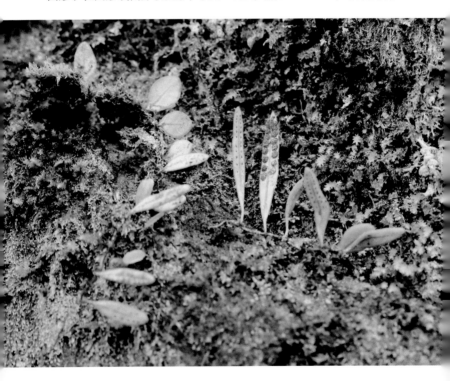

水龙骨科

别名：鱼鳖草、金丝鱼鳖草、仙人指甲

Lepidogrammitis drymoglossoides (Baker) Ching

形态 小型附生植物，高仅 2～5cm。根状茎细长横走，细如铁丝，疏被棕色鳞片。叶远生，肉质，二型，近无柄；不育叶短小，叶片圆形、长圆形或倒卵状圆形，长 1～3cm，宽 0.7～1.5cm，顶端圆或

全株

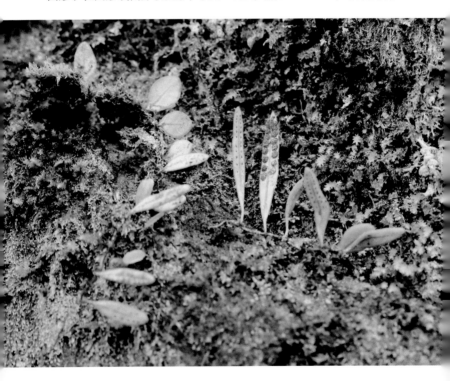

10

钝圆，基部狭楔形而下延，全缘；能育叶较长，叶片倒披针形或舌形，有时与不育叶同形。孢子囊群圆形，沿中脉两侧各排成 1 行。

分布与生境 全省均分布。附生于海拔 1400m 以下的林下阴湿岩石或树干上。

药用部位及采集 全草入药。全年可采。

性味功能 性凉、味淡。清热，凉血。

主治 肺结核咯血、风湿麻痹、小儿发热惊风、疔疮、瘰疬等。

验方精选

1. 肺痨咳嗽咯血：全草 30g，水煎服；或抱石莲、蛇根草、杏香兔儿风各 15g，水煎服，每日 1 剂。
2. 膝关节行痹：全草 15g，水煎冲黄酒服。
3. 各种疔疮：鲜品适量，捣烂如泥，加白酒少许，调敷患处，1 日换药 2 次。
4. 淋巴结炎：抱石莲、凤尾蕨各 15g，水煎服。
5. 鼓胀：抱石莲、龙牙草、过路黄各 15g，水煎服。

6. 江南星蕨

别名：骨牌草、七星剑、福氏星蕨

Microsorum fortunei (T. Moore) Ching

形态 多年生草本，高达80cm。根状茎长而横走，顶部被易脱落的棕色鳞片。叶远生，同型；叶柄长5～20cm，淡褐色；叶片线状披针形，厚纸质，长20～60cm，宽1.5～5cm，顶端长渐尖，基部渐狭下延成狭翅，全缘，主脉突出，侧脉不明显。孢子囊群大，圆形，沿中脉两侧排成较整齐的1行或不整齐的2行。

分布与生境 全省山区均有分布。生于海拔50～700m的林下湿润地，多附生于岩石上。

药用部位及采集 全草或根状茎入药。全年可采。

性味功能 性凉，味苦。清热解毒，利湿通淋。

主治 小儿惊风、肺痨咳血、黄疸、痢疾、白带过多、尿路感染、结膜炎、流火、湿疹、淋巴结结核、指头炎等。

验方精选

1. 小儿惊风：全草30g，加一枝黄花根、半边莲各15～18g，水煎服。
2. 黄疸：鲜全草120g，水煎，冲黄酒、红糖服。
3. 痢疾、白带过多：鲜全草30g，水煎服。
4. 浑身湿毒、流火、连珠风毒：全草9～15g，羊乳、野菊各9g，水煎服。

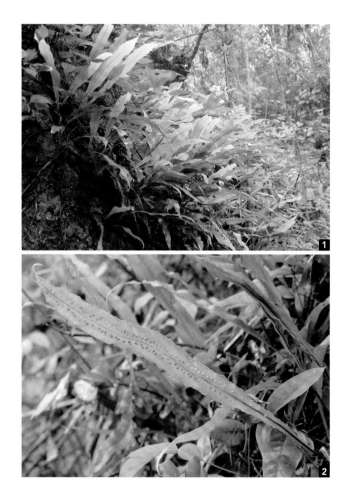

1 生境

2 孢子叶

7. 金鸡脚

水龙骨科

别名：鸭爪掌、鹅掌金星、独脚金鸡

Phymatopteris hastata (Thunb.) Pic. Serm.

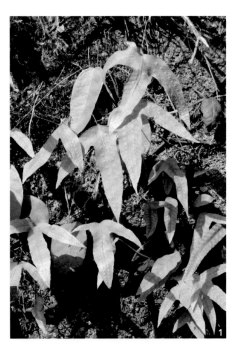

| 1 全株

形态 多年生附生草本，高达35cm。根状茎细长，横走，密被红棕色鳞片。叶疏生；叶柄长2~18cm，基部被鳞片；叶片厚纸质，通常指状3裂，少有单叶或2~5裂；裂片披针形，长6~15cm，宽1~2cm，顶端渐尖，边缘有软骨质狭边，全缘或略呈波状。孢子囊群圆形，靠近主脉两侧排成整齐的1行。

分布与生境 全省山区均有分布。生于海拔500m以下的林缘湿地、岩石、墙头石缝中或溪沟岸边。

药用部位及采集 全草入药。全年可采。

性味功能 性凉，味苦。清热解毒，祛风镇惊，利水通淋。

主治 外感热病、肺热咳嗽、小儿惊风、咽喉肿痛、痈肿疮毒、痢疾、泄泻、小便淋浊、带下等。

验方精选

1. 小儿惊风：全草 30g，水煎服。
2. 腹泻：全草 60g，水煎服。
3. 预防中暑：全草冲开水代茶饮。

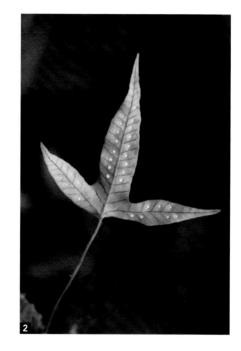

| **2 孢子叶**

8. 蘋

别名：田字草、四叶草、十字草

Marsilea quadrifolia Linn.

形态 水生草本，高 5～20cm。根状茎细长，横走，多分枝。叶柄长达 20cm，基部被鳞片；叶片由 4 片小叶组成，呈田字形排列；小叶倒三角形，长与宽各为 1～2cm，全缘。叶脉自基部呈放射状分叉，伸向叶边。孢子果卵圆形，长 3～9mm，通常 2～3 枚簇生。大孢子囊和小孢子囊同生在一个孢子果内。

分布与生境 全省均有分布。生于池边、沟边及水田中。

药用部位及采集 全草入药。春、夏、秋三季均可采。

性味功能 性寒，味甘。利水消肿，清热解毒，止血，安神。

主治 水肿、热淋、小便不利、黄疸、吐血、尿血、崩漏、心烦失眠、消渴、感冒、疮疖痈肿等。

验方精选

1. 一切疗疮：鲜全草捣烂，外敷患处，每日换 1 次。

2. 溃疡瘘管：鲜全草 60g，泥鳅 2 条，洗净，但必须保留其体表黏滑质，同捣烂，敷患处，用清洁纱布包扎。每日换 1 次，治愈为止。

3. 火眼红肿、牙眼疼痛、小便热痛：全草 24g，水煎服。

4. 疟疾：鲜全草 9～15g，发作前 3 小时水煎服；或用鲜草揉细，发作前数小时塞鼻亦有效。

5. 肝炎：鲜全草 30～60g，马蹄金 30g，水煎加白糖 15g，冲服，连服 5～10 剂。

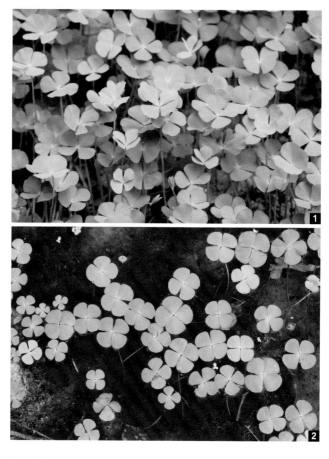

1 群落

2 生境

9. 蕺菜

别名：鱼腥草、臭胆味、折耳根

Houttuynia cordata Thunb.

形态 多年生草本，高 15～60cm，全株具腥臭味。茎下部伏地，节上生根。叶互生；叶片薄纸质，心形或宽卵形，长 3～10cm，宽 3～6cm，全缘，上面绿色，下面常带紫红色；叶柄长 1～5cm；托叶膜

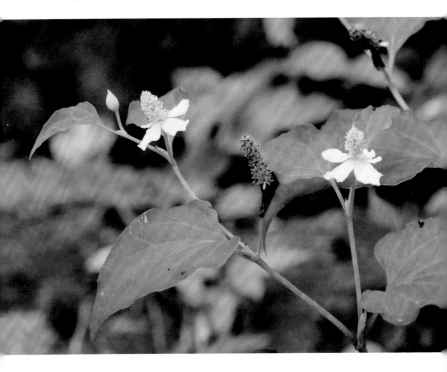

| 花果期植株

18

质，长 1～2cm，下部与叶柄合生成鞘状。穗状花序顶生，长 1～2.5cm，基部有 4 枚白色花瓣状苞片。蒴果顶端开裂。花期 5－8 月，果期 7－8 月。

分布与生境 全省均有分布。生于阴湿地、林缘、田埂、沟边草丛中。

药用部位及采集 全草入药（鱼腥草）。夏、秋季采收。

性味功能 性微寒，味辛；有小毒。清热解毒，消痈排脓，利尿通淋。

主治 肺痈吐脓、痰热喘咳、热痢、热淋、痈肿疮毒等。患脚气病者忌服。

验方精选

1. 肺痈（肺脓疡）：鲜全草 60g，捣汁或水浸 1 小时，水煎一沸（不宜久煎），去渣，加鸡蛋 1 个，搅匀生服，日服 1 剂，连服 15～20 天。

2. 反胃呕吐：全草 120～150g，用箬壳包扎煨熟后，水煎，冲红糖服。

3. 痔疮下坠肿痛：全草 60～120g，捣碎，置于痰盂内，加入开水，将痰盂放在肛门下，使热气上熏，连熏数次。

4. 热淋：根 6～9g，灯心草 3～6g，水煎服。忌食荤腥。

10. 榔榆

别名：榆树、田柳树、小叶榆

Ulmus parvifolia Jacq.

形态 落叶乔木，高达 20m。树皮不规则斑片状剥落，露出红褐色内皮；小枝红褐色，被柔毛。叶片革质，窄椭圆形、卵形或倒卵形，长 1.5～5cm，宽 1～3cm，顶端钝尖，基部稍偏斜，边缘具单锯齿，侧脉 10～15 对，上面有光泽；叶柄长 2～6mm。花秋季开放，簇生于当年生枝叶腋。翅果椭圆形或卵形，长 1～1.2cm，果核位于翅果中央。花期 9 月，果期 10 月。

分布与生境 全省均有分布。生于平原、山脚路边、溪边、塘边及村旁屋边。

药用部位及采集 叶及根皮入药。夏、秋季采收。以嫩叶为好。

性味功能 性寒，味甘、微苦。清热利水，解毒消肿，凉血止血。

主治 叶：热毒疮疡、牙痛。根皮：热淋、小便不利、乳腺炎、胃肠出血、痈疽疮疖等。

验方精选

1. 乳痈：鲜根白皮（去栓皮）60～90g，水煎服，渣加白糖捣烂敷患处。

2. 疖肿：鲜叶加白糖捣烂，敷患处。有脓拔脓，无脓消肿。每日换 1 次。

3. 各种恶疮脓肿：根、叶捣烂，与鸡蛋清拌和，敷患处。

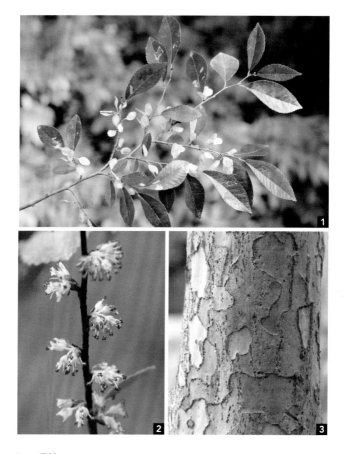

1 果枝
2 花
3 树皮

11. 苎麻

别名：野苎麻、上青下白、野麻

Boehmeria nivea (L.) Gaudich.

形态 亚灌木，高可达 1.5～2m。茎直立，茎、花序和叶柄密生灰白色粗柔毛。叶互生；叶片宽卵形或卵形，长 5～16cm，宽 3.5～13cm，顶端渐尖或尾状，基部宽楔形，边缘具粗锯齿，上面粗糙，下面密被交织的白色柔毛，基脉三出。花雌雄同株，团伞花序圆锥状，雄花序通常生于雌花序之下。瘦果椭圆形。花果期 7－10 月。

分布与生境 全省均有分布。生于温暖湿润的山沟、路边。

药用部位及采集 根入药（作苎麻根药材）。秋、冬季采挖。

性味功能 性寒，味苦。安胎，止血。

主治 胎动不安、血尿等；外用痈肿初起等。

验方精选

1. 妇女胎动血崩：鲜根皮 60～90g，水煎服。
2. 孕妇劳累腹痛，阴道出血：鲜根皮 60～90g，水煎冲黄酒加红糖，饭前服。
3. 痈疽初期、痔疮肿痛或脱肛不收：鲜根皮（根如萝卜状者为佳）洗净捣烂，敷患处，每日换 2 次，待炎症消退后改为 1 日 1 换，到痊愈为止。
4. 麻疹高热，疹色红紫：鲜根 60g，洗净捣烂绞汁，用开水等量隔汤炖，然后服下。
5. 毒虫咬伤：叶捣烂绞汁一杯，加黄酒适量内服；渣敷患处。

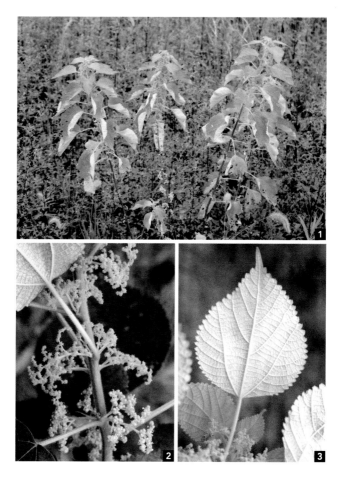

1 全株

2 花序

3 叶

12. 杜衡

马兜铃科

别名：马蹄细辛、泥里花、土细辛

Asarum forbesii Maxim.

形态 多年生草本，高达20cm。根状茎短，须根肉质。叶1~2枚，薄纸质，肾形或圆心形，长、宽各3~8cm，顶端圆钝，基部深心形，上面有时具云斑；叶柄长4~15cm。花单生叶腋，花梗长1~2cm；花被管钟状，直径0.5~1cm，内侧具突起的网格，喉部有狭膜环，花被裂片3。蒴果卵球形。花期3-4月，果期5-6月。

分布与生境 产于湖州、杭州、绍兴、宁波、舟山。生于低山林下、岩石旁阴湿处。

药用部位及采集 全草入药（作杜衡药材）。春、夏季采挖。

性味功能 性温，味辛；有小毒。祛风散寒，开窍止痛。

主治 外感风寒、头痛鼻塞、中暑发痧、慢性鼻炎等。

验方精选

1. 风寒头痛：全草0.9~1.5g，水煎服。

2. 中暑发痧：鲜叶七片捣烂冲开水，灌服或根研末吹入鼻孔中。

3. 瘰疬（颈淋巴结结核）：杜衡根3g、威灵仙9g、牛膝6g，水煎，早、晚饭后各服1次。忌食猪头肉。

4. 口舌生疮：根茎及根加黄连等量，研末敷患处。

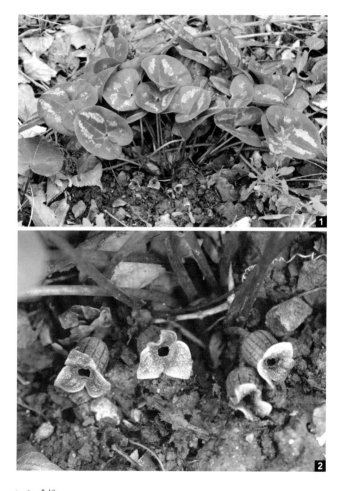

1 全株
2 花

13. 金荞麦

蓼　科

别名：金锁银开、野荞麦、荞麦三七

Fagopyrum dibotrys (D. Don) Hara

形态 多年生草本，高达 1.5m。块根粗大，结节状。叶片宽三角形或卵状三角形，长 5 ~ 8cm，宽 4 ~ 10cm，顶端渐尖或尾尖，基部心状戟形；托叶鞘筒状，膜质，长 0.4 ~ 1cm，顶端截形，无缘毛。花白色，排列成顶生或腋生的总状花序，再组成伞房状，总花梗长 3 ~ 8cm；花被裂片 5。瘦果卵状三棱形，长 6 ~ 7mm，褐色。花期 5 – 8 月，果期 9 – 10 月。

分布与生境 全省均有分布。生于山坡、旷野路边及溪沟边较阴湿的地方。

药用部位及采集 块根入药（金荞麦）。秋季采挖。

性味功能 性凉，味微辛、涩。清热解毒，排脓祛痰。

主治 肺痈吐脓、肺热喘咳、乳蛾肿痛等。

验方精选

1. 喉痹：根 3g，筋骨草 6g，水煎服，或用米醋浸鲜根含漱。

2. 小儿盗汗：嫩顶 7 个，切细同鸡蛋炒食。

3. 流火、乳痈：鲜根 60g，水煎服。

4. 关节肿胀疼痛：全草 60g，水煎，饭后服。

5. 关节筋络伸屈不舒：根 30 ~ 60g，水煎服，每天 1 剂。

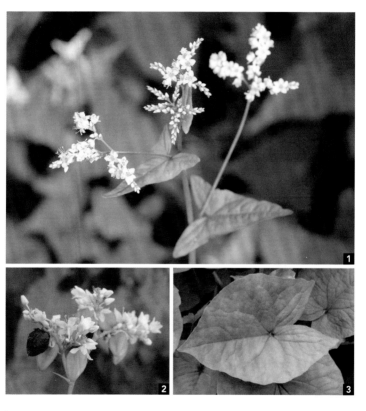

1 花期植株
2 花、果实
3 叶

14. 虎杖

蓼　　科

别名：活血龙、大叶蛇总管、阴阳莲

Polygonum cuspidatum Sieb. et Zucc.

形态 多年生灌木状草本，高可达 2m。根状茎横走，木质化。茎粗壮直立，表面常散生红色或带紫色的斑点，节间中空。叶互生；叶片宽卵形或近圆形，长 4～11cm，宽 3～8cm，顶端急尖，基部圆形或宽楔形，全缘；叶柄长 1～2cm。花单性，雌雄异株，白色或淡绿白色，排成顶生或腋生的圆锥花序；花被 5 深裂，裂片 2 轮，外轮 3 片果时扩大成翼。瘦果卵状三棱形，黑褐色，有光泽。花期 7－9 月，果期 9－10 月。

分布与生境 全省均有分布。生于山坡、山谷、溪边、沟旁及路边草丛中。

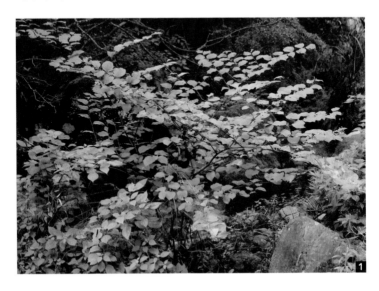

1 全株

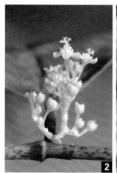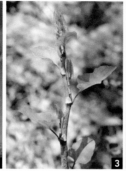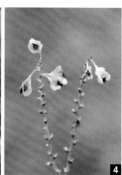

2 花

3 茎、叶

4 果实

药用部位及采集 根茎及根入药。春、秋季采挖。

性味功能 性微寒，味微苦。利湿退黄，清热解毒，散瘀止痛，止咳化痰。

主治 湿热黄疸、淋浊、带下、风湿痹痛、痈肿疮毒、水火烫伤、经闭、癥瘕、跌打损伤、肺热咳嗽等。

验方精选

1. 湿热黄疸：虎杖、金钱草、板蓝根各30g。水煎服。

2. 风湿痹痛，四肢麻木：虎杖500g，白酒1000ml，浸1～4周，分次随量饮；或虎杖、西河柳、鸡血藤各30g，水煎服。

3. 火烫伤：根煨炭（如烫伤严重者可加地榆和菝葜等量），研成极细粉末，用鸡蛋白或熟食油调匀涂伤处。

4. 跌打瘀肿：虎杖30g，浓煎。以半量冲三七3g内服，半量外涂患处。

15. 何首乌

别名：夜交藤、首乌藤、药首乌

Fallopia multiflora (Thunb.) Harald.

形态 多年生缠绕草本，全株无毛。块根肥大，呈不整齐纺锤状，表面黑褐色，内部紫红色。茎细长，长可达 5m。叶互生；叶片卵状心形，长 3～7cm，宽 2～6cm，顶端渐尖，基部心形，边缘略呈波状；叶柄长 1～3cm；托叶鞘膜质，筒状，无缘毛。圆锥花序大而开展，顶生或腋生；花小，白色，花被 5 深裂。瘦果三棱形，黑色，有光泽。花期 8－10 月，果期 10－11 月。

分布与生境 全省均有分布。生于山野石隙、灌丛及住宅旁断墙残垣之间。

药用部位及采集 块根入药。秋、冬二季叶枯萎时采挖。

性味功能 块根（何首乌）：性微温，味苦、甘、涩。解毒，消痈，截疟，润肠通便。茎藤：性平，味甘。镇静。

主治 疮痈、瘰疬、风疹瘙痒、久疟体虚、肠燥便秘等。

验方精选

1. 瘰疬、疮疖、便秘：生何首乌 9～15g，水煎服。
2. 血虚眩晕：制何首乌、熟地黄各 15g，水煎服。
3. 久疟不止、气血虚弱：制何首乌 18～24g，炙甘草 1.5～3g，浓煎 2 小时，分 3 次服。
4. 老年血管硬化、高血压：制何首乌 15g，桑寄生 12g，女贞子 9g，墨旱莲 9g，水煎服。
5. 皮肤痒疹：藤叶适量，煎水外洗。

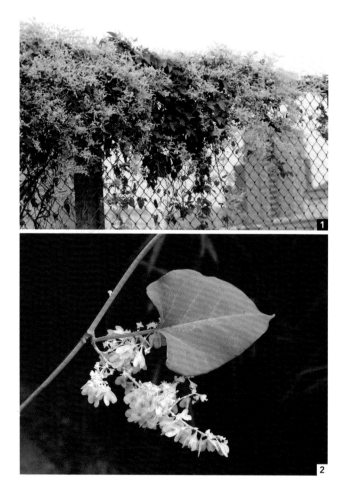

1 花期植株
2 花、果实

16. 萹蓄

别名：扁竹、野扫帚秧、瓜子草

Polygonum aviculare Linn.

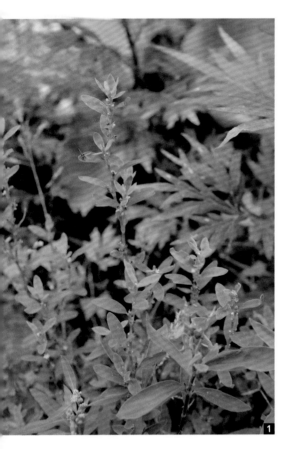

1 花期植株

形态 一年生草本，高达40cm。茎自基部分枝，匍匐或斜升，绿色，具沟纹。叶互生；叶片狭椭圆形、线状披针形或线形，长1~4cm，宽0.5~1cm，顶端钝，基部狭窄成有关节的短柄；托叶鞘膜质，顶端数裂。花1~5朵簇生叶腋，花被5深裂，裂片长圆形，绿色具白色或粉红色边缘。瘦果卵状三棱形，褐色。花果期4-11月。

分布与生境 全省均分布。生于路边、草地、荒田、沙地湿润处。

药用部位及采集 全草入药（萹蓄）。夏季叶茂盛时采收。

性味功能 性微寒，味苦。利尿通淋，杀虫，止痒。

主治 膀胱热淋、小便短赤、淋沥涩痛、皮肤湿疹、阴痒带下等。

验方精选

1. 尿路结石：全草15～30g，连钱草15g，水煎服。

2. 尿路感染：全草30g，一枝黄花30g或车前草30g，水煎服。

3. 痢疾：全草30～60g，水煎服。

4. 白带：鲜萹蓄90g，细叶艾根45g，粳米90g，白糖30g，先将粳米煮取米汤，再入各药，煎汁，去渣，加白糖。空腹服，每日1剂。

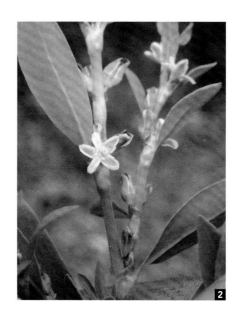

2

| 2 花

17. 羊蹄

别名：羊舌头、土大黄、野大黄

Rumex japonicus Houtt.

形态 多年生草本，高达 1.2m。主根粗大，长圆形，黄色。茎直立，粗壮，不分枝。基生叶具长柄，叶片长椭圆形，长 10～34cm，宽 4～12cm，顶端稍钝，基部心形，边缘波状；茎生叶较小而狭，具短柄；托叶鞘筒状，长 3～5cm，易破裂。花小，两性，淡绿色，花轮密集成狭长圆锥花序；花被片 6，2 轮，内轮花被片在果时增大，具明显网纹，边缘有三角状浅牙齿。瘦果宽卵形，锐 3 棱，褐色，有光泽。花果期 4－6 月。

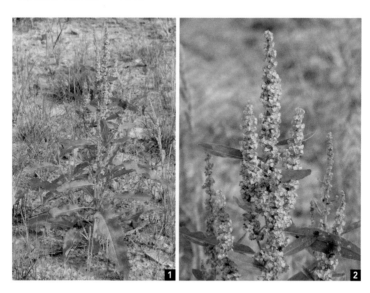

1 果期全株
2 果序

分布与生境 全省均有分布。生于低山坡疏林边、沟边、溪边、路旁湿地及沙丘。

药用部位及采集 根及全草入药（作羊蹄药材）。根：春、秋采挖；全草：7~10月采收。

性味功能 根：性寒，味苦、酸；叶：性寒，味甘。凉血，通便，杀虫。但根、茎、叶均有小毒，不宜大量服用。

主治 紫癜、火眼红肿、便秘、月经过多等；外治秃疮疥癣。

验方精选

1. 秃疮、头风白屑（头部脂溢性皮炎）、疥癣：鲜根或全草加食盐捣烂涂患处。加嫩柳叶少量效果更好。

2. 疥疮：鲜根用醋磨汁或和醋捣汁加猪油调匀；或鲜根捣汁，加轻粉少量，调匀制成膏糊状，涂敷患处。

3. 疮疖：根24g，白矾6g，共研细末，用醋调匀，涂敷患处，每日2~3次。

4. 红眼、便秘：鲜根15~30g，水煎服，重症加玄明粉3~6g冲服。

5. 鼓胀：根研粉，每次1.5~3g，每日3次，用酒冲服。

18. 牛膝

别名：土牛膝、白牛膝、鼓槌草

Achyranthes bidentata Bl.

形态 多年生草本，高达 1.2m。根细长，圆杜形，土黄色。茎直立，方形，节部膝状膨大，被疏柔毛。叶对生；叶片卵形、椭圆形或椭圆状披针形，长 5 ~ 12cm，宽 2 ~ 6cm，顶端锐尖，基部楔形或宽楔形，两面被疏柔毛；叶柄长 0.5 ~ 3cm。花绿色，排成穗状花序，腋生或顶生，花序轴密生柔毛，花在后期向下折。胞果长圆形，黄褐色。花期 7 – 9 月，果期 9 – 11 月。

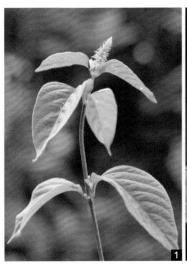
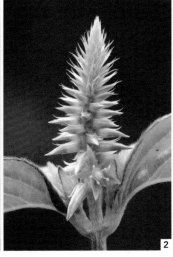

1　花期植株
2　花序

附注　这里介绍的牛膝指的是白牛膝，另有红牛膝不用；如果白牛膝的根呈现红色，也不可作药用。

分布与生境 全省均有分布。生于山坡疏林下、丘陵及平原的沟边、路旁阴湿处。

药用部位及采集 根入药。冬季采挖。

性味功能 性平，味苦、甘、酸。逐瘀通经，补肝肾，强筋骨，利尿通淋，引血下行。

主治 经闭、痛经、腰膝酸痛、下肢痿软、筋骨无力、淋证、水肿、头痛、眩晕、牙痛、吐血、衄血等。

验方精选

1. 月经不调、痛经：鲜根 60g，月季根 60g，小蓟根 30g，水煎，冲红糖服。

2. 手足行痹：牛膝鲜根 30g，商陆 60g，威灵仙 30g，活血丹 30g，水煎汁煮猪蹄、黄酒，分数次服。

3. 关节行痹：牛膝 6~9g，锦鸡儿根 15g，水煎服。

4. 喉蛾（扁桃体炎）：牛膝 60g，一枝黄花 60g，水煎服。

5. 疝气：牛膝 60g，黄麻根 30g，加水 3 碗煎成 1 碗，早、晚各服 1 次。

19. 紫茉莉

紫茉莉科

别名：胭脂花、夜娇娇、夜晚花

Mirabilis jalapa Linn.

形态 多年生草本，高达 1m。根圆锥形，深褐色。茎直立，多分枝，节稍膨大。叶对生；叶片卵形或卵状三角形，长 4 ~ 15cm，宽 3 ~ 7cm，顶端渐尖，基部截形或心形，全缘，两面无毛；叶柄长 2 ~ 6cm。花常 3 ~ 6 朵聚伞状簇生于枝顶；花早晨、傍晚开放，中午收拢，红色、粉红色、白色或黄色，漏斗状。瘦果近球形，熟时黑色，具细棱。花果期 7 – 10 月。

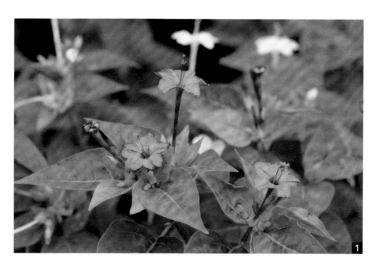

1 花期植株

分布与生境 全省各地普遍栽培，有时逸为野生。

药用部位及采集 叶、根、全草入药。叶、全草：叶生长茂盛花未开时采摘；根：冬季采挖。

性味功能 性凉，味甘、淡。清热利湿，解毒活血。

主治 赤白带下、关节肿痛、痈疮肿毒、咯血、热淋、白浊、水肿、跌打损伤等。

验方精选

1. 白带：鲜根 60～120g，与猪蹄一个同煮食。
2. 行痹：鲜根 90～120g，与猪肉同煮食。
3. 单、双蛾（扁桃体炎）：鲜根捣烂取汁滴入咽喉患处。
4. 痈疽肿痛：全草捣烂外敷，日换 1 次。
5. 疥疮：鲜叶捣烂外涂。

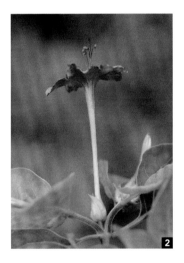

2 花

20. 毛茛

别名：老虎脚底板、老虎脚迹、九重芥

Ranunculus japonicus Thunb.

形态 多年生草本，高达60cm。根状茎短，具多数簇生的须根。茎直立，中空，被开展或贴伏的柔毛。基生叶和茎下部叶具长柄，叶片五角形，长3~6cm，宽5~8cm，3深裂，中央裂片宽菱形或倒卵圆形，3浅裂，侧生裂片不等的2裂；茎中、上部叶具短柄或无柄，3深裂，裂片线状披针形。花黄色，直径约2cm，花瓣5。聚合果近球形。花期4－6月，果期6－8月。

分布与生境 全省均分布。生于郊野，路边、田边、沟边及向阳山坡草丛中。

药用部位及采集 全草及根入药。夏末秋初采收。

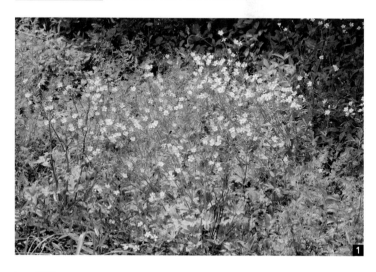

1 群落

性味功能 性温，味辛、苦、甘；有毒。清热解毒，明目，截疟。

主治 黄疸、哮喘、疟疾、偏头痛、牙痛、胃痛、鹤膝风、风湿关节痛、目生翳膜、瘰疬、痈疮肿毒等。

验方精选

1. 黄疸：全草捣烂，取 1 小棵，敷于列缺穴，男左女右，6～8 小时后发 1 小疱，用消毒针刺破小疱，流去黄水，以消毒纱布包好，防止感染，2～3 天后黄疸即退。

2. 气喘：方法同上，敷大椎穴。

3. 疟疾：方法同上，但在发作前 6 小时敷大椎穴，连续敷 2～3 次。

4. 红眼（结膜炎）：方法同上，敷少商穴，左患敷右，右患敷左。

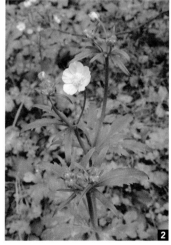
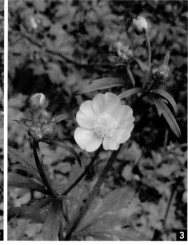

2 花枝

3 花

21. 六角莲

小檗科

别名：山荷叶、八角金盘、旱荷

Dysosma pleiantha (Hance) Woodson

形态 多年生草本，高达 50cm。根状茎粗壮横走，有节，具刺激性香味。茎直立，淡绿色，无毛。茎生叶 1～2 片，盾状着生，圆形，直径达 40cm，4～9 浅裂，裂片宽三角状卵圆形，顶端急尖，边缘具针刺状细齿；叶柄长 5～15cm。花 5～8 朵排成伞形花序，生于二茎生叶柄交叉处；花瓣 6，勺状倒卵形，深红色。浆果卵形至椭圆形。花期 5－7 月，果期 7－9 月。

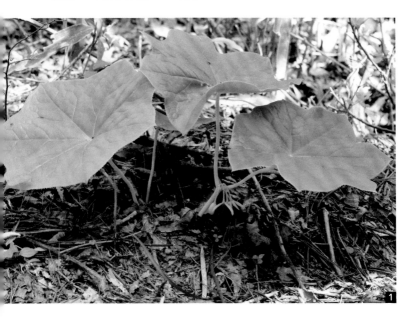

1 花期植株

分布与生境 浙东、浙西北至浙南均有分布。生于海拔 500 ~ 800m 的山坡林下。

药用部位及采集 根及根茎入药。秋、冬季采收。

性味功能 性温，味甘、微辛；有小毒。清热解毒，祛瘀散结，行气活血。

主治 跌打损伤、半身不遂、关节酸痛、疔疮疖肿等。

验方精选

1. 跌打损伤：根 60g 捣碎，冲入黄酒 500ml，密闷半个月后，早、晚饭后各服 2 ~ 3 两，连服数天。

2. 跌打损伤、筋骨疼痛：根研细粉，每次 3g，用白酒吞服，或用鲜根 9 ~ 15g，水煎，冲黄酒服。

3. 热毒肿痛：根研细粉，醋调敷，干后再续敷。

4. 砂淋（尿路结石）、血淋或喉头炎：根 3g，水煎服。

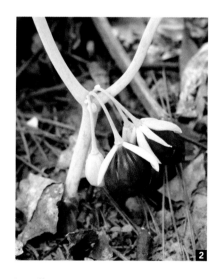

2 花

22. 粉防己

别名：石蟾蜍、防己、金丝吊鳖

Stephania tetrandra S. Moore

形态 多年生缠绕藤本。块根粗大，圆柱形。小枝纤细而柔韧，圆柱形，有纵条纹。叶片三角状广卵形，长 4~9cm，宽 5~9cm，顶端具小突尖，基部截形或浅心形，全缘，两面均被短柔毛，掌状脉 5；叶柄盾状着生，长 4~8cm。头状聚伞花序，再排列成总状花序式；花小，黄绿色，花瓣 4。核果球形，成熟后红色。花期 5-6 月，果期 7-9 月。

分布与生境 全省山区均有分布。生于山坡、丘陵草丛或灌木丛边缘。

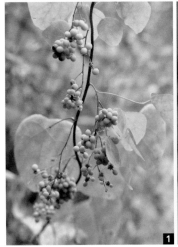
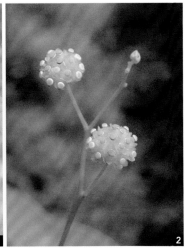

1 果期植株

2 花序

药用部位及采集 根入药（防己）。秋季采挖。

性味功能 性寒，味苦。祛风止痛，利水消肿。

主治 风湿痹痛、水肿脚气、小便不利、湿疹疮毒等。

验方精选

1. 水肿，风湿痹痛，脚气湿疮：根 9 ~ 15g，水煎服，连服数日。
2. 中暑腹痛腹泻：根 9 ~ 15g，水煎服。
3. 无名肿毒：根和榔榆叶各等份研细，用开水调成糊状，加食盐少许敷患处，每日 1 换。

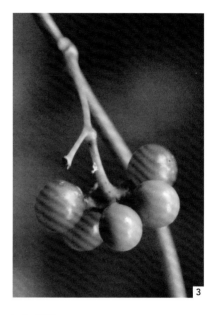

| 3 果实

23. 红毒茴

别名：披针叶茴香、野茴香、莽草

Illicium lanceolatum A. C. Smith

形态 常绿灌木或小乔木，高达 8m。全体无毛，枝叶揉碎具香气。叶常集生枝顶，革质，披针形或椭圆状倒披针形，长 6 ~ 18cm，宽 2 ~ 5cm，边缘全缘，略反卷，上面光亮。花单朵腋生或近顶生；花被片 10 ~ 15，外 3 片绿色，其余深红色。聚合果有蓇葖 10 ~ 13 枚，排成一轮，先端具长而弯的尖头。花期 4 – 5 月，果期 8 – 10 月。

分布与生境 全省山区、半山区均有分布。生于阴湿溪谷两旁的林下或林缘。

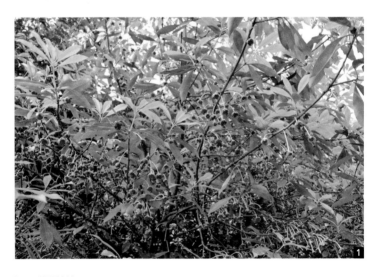

| 1 花期植株

药用部位及采集 根入药。全年可采。

性味功能 性温，味苦、辛；有大毒。祛风除湿、散瘀止痛。

主治 跌打损伤、腰肌劳损、风湿痹痛、痈疽肿毒等。

验方精选

1. 跌打损伤、行气镇痛：根皮 3 ~ 6g，水煎，冲黄酒、红糖，早、晚饭后各服 1 次。
2. 内伤腰痛：根皮研细末，每次 6 ~ 9g，早、晚用黄酒冲服。
3. 行痹：根切细，蒸 3 次，晒 3 次，每次用 9g，水煎，冲红糖、黄酒。身体虚弱者用量减半。
4. 痈疽、无名肿毒：根皮研细末，和糯米饭捣烂，敷患处。

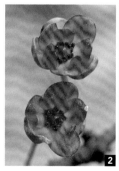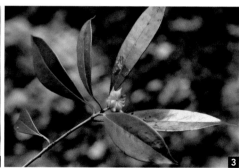

2 花

3 果实

24. 南五味子

别名：紫金藤、冷饭团、红木香

Kadsura longipedunculata Finet et Gagnep.

形态 常绿木质藤本，全株无毛。茎褐色或紫褐色，疏生皮孔。叶片软革质，椭圆形或椭圆状披针形，长 5 ~ 13cm，宽 2 ~ 6cm，顶端渐尖，基部楔形，边缘具疏齿，侧脉 5 ~ 7 对，上面深绿色，有光泽；叶柄长 1 ~ 1.5cm。花单生叶腋，淡黄色或白色，有芳香，花梗细长；雌、雄花花被片相似，8 ~ 17 片。聚合果球形，成熟时深红色至暗紫色。花期 6 – 9 月，果期 9 – 12 月。

分布与生境 全省均有分布。生于海拔 1000m 以下的山坡、沟谷林中或林缘。

药用部位及采集 根或根皮入药（习称红木香）。立冬前后采挖。

性味功能 性温，味辛、苦。祛风活络，理气止痛。

主治 中暑腹痛、胃痛、咳嗽等。

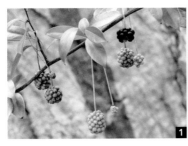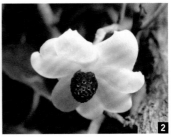

1 果期植株
2 雄花

验方精选

1. 胃气痛或痧气腹痛：根皮研细末，每次 1.5～2.1g，开水送服。

2. 气滞腹痛：根 9g，乌药 6g，水煎服。

3. 吐血、泻血、盗汗、遗精：鲜根 180g，水煎服。

4. 痔疮：鲜根 120g，水煎，冲红糖温服。忌食大蒜。

5. 阳痿、白浊：种子 30～60g，用蜜浸后蒸服；或研细末，每次服
   15g，黄酒送服。

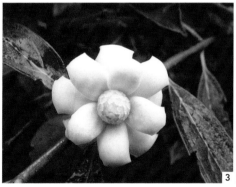
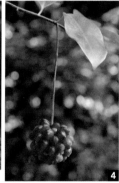

3 雌花
4 成熟果实

25. 小花黄堇

罂 粟 科

别名：粪桶草、黄花鱼灯草、鸡屎草

Corydalis racemosa (Thunb.) Pers.

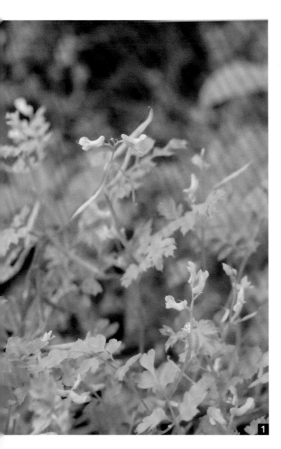

1 花果期植株

形态 一年生草本，高达50cm。茎有棱，自下部分枝。叶片三角形，长5~20cm，二或三回羽状全裂，末回裂片狭卵形至宽卵形或线形，顶端钝或圆形。总状花序顶生，长3~7cm，具花3~15朵；花瓣淡黄色，长6~9mm，距囊状，长1~2mm，末端圆形。蒴果线形，长2~3.5cm。种子黑色，扁球形，表面密生小圆锥状突起。花期3-4月，果期4-5月。

分布与生境 全省均有分布。生于路边、田边或山坡、沟边阴湿林下。

药用部位及采集 全草入药。春、夏、秋季均可采。

性味功能 性凉，味微苦；有毒。清热利湿，止血。

主治 急性肠炎、菌痢、黄疸型肝炎等。

验方精选

1. 暑热腹泻、痢疾：鲜全草 30g，水煎服，连服数日。

2. 肺病咳血：鲜全草 30～60g，捣烂取汁服（水煎无效）。

3. 小儿惊风：鲜全草 30g，水煎服。

4. 目赤肿痛：鲜全草加食盐少许捣烂，闭上患眼后，外敷包好，卧床 2 小时即效。

5. 流火：全草 30g，加黄酒、红糖煎服。连服 3 天。

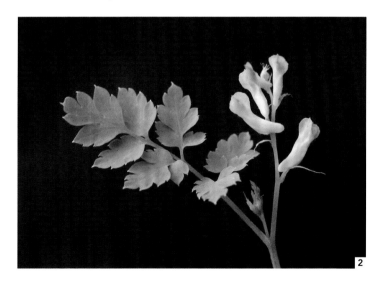

2

2 花

26. 荠菜

别名：荠、清明菜、香善菜

Capsella bursa-pastoris (Linn.) Medic.

形态 一年或二年生草本，高 10～50cm。茎直立，单一或分枝。基生叶莲座状，平铺地面，叶片长圆形，大头状羽裂、深裂或不整齐羽裂；茎生叶互生，披针形，基部箭形抱茎。总状花序初成伞房状，花后伸长达 20cm；花小，白色。短角果倒三角状心形，长 5～8mm，宽 4～6mm。种子棕色，椭圆形。花期 3－4 月，果期 6－7 月，花果期可延续至秋季。

分布与生境 全省均有分布。生于旷野草地、耕地及路边、屋旁。

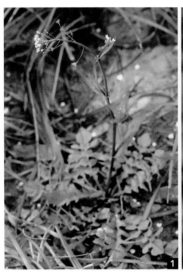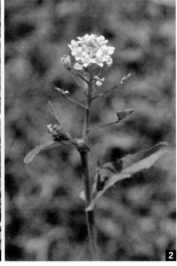

1 花期植株
2 花序

药用部位及采集 全草入药（作荠菜花药材）。初夏采收。

性味功能 性凉，味甘、淡。清热利湿，止血，止痢。

主治 咳血、呕血、便血、崩漏、肾炎、高血压、肠炎、痢疾、乳糜尿等。

验方精选

1. 产后子宫出血、月经过多、咯血、鼻出血：全草 60g，龙牙草 60g，水煎服。
2. 乳糜尿、高血压：鲜全草 120 ~ 500g，水煎服。
3. 小儿腹泻：鲜全草 30g，白茅根 60 ~ 90g，水煎服。

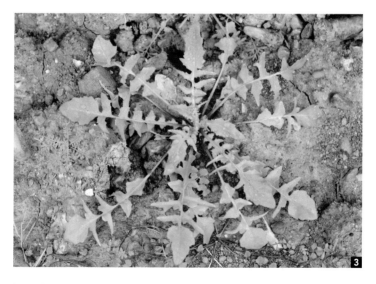

3 幼苗

27. 茅膏菜

别名：光萼茅膏菜、落地珍珠、捕蝇草

Drosera peltata Smith

形态 多年生柔弱草本，高达 25cm。块茎圆球形，径 5～8mm。叶互生；叶片呈半圆形，长 2～4mm，边缘密生紫红色头状腺毛，能分泌黏液，捕捉小虫；叶柄盾状着生，长 6～13mm。蝎尾状聚伞花序顶生，有少数花；花瓣白色，5 枚，倒卵形。蒴果近球形，成熟时开裂。花期 4－7 月。

分布与生境 全省均有分布。生于海拔 50～1600m 的向阳贫瘠土坡上。

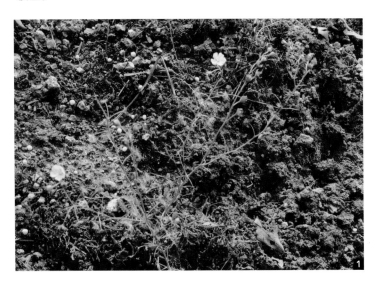

1　花期植株

药用部位及采集 块茎及全草入药。春、夏季采收。

性味功能 性平，味甘、辛；有毒。祛风止痛，活血，解毒。

主治 风湿痹痛、跌打损伤、腰肌劳损、胃痛、感冒、咽喉肿痛、痢疾、胃痛、小儿疳积、瘰疬、湿疹、疥疮等。

验方精选

1. 关节行痹及跌打损伤：干燥块茎研细，将药粉放在胶布上贴于患处，数小时发泡后取下。
2. 疟疾：方法同上，但贴于大椎穴。
3. 眼生星翳：方法同上，但贴于太阳穴。
4. 疥疮：干燥块根研细，调猪油（配成约5%油膏）外涂。

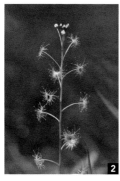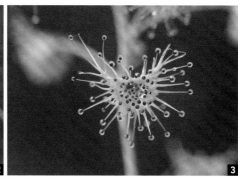

2 枝叶

3 叶

28. 费菜

别名：景天三七、土三七、见血散

Sedum aizoon Linn.

形态 多年生草本，高 20～50cm。根状茎粗壮，近木质化。茎直立，不分枝。叶互生；叶片宽卵形、披针形或倒卵状披针形，长 2.5～5cm，宽 1～2cm，顶端钝尖，基部楔形，边缘有不整齐的锯齿或近全缘。聚伞花序顶生；花多数，密集；花瓣 5 枚，黄色，长圆形或卵状披针形。蓇葖果呈星芒状。种子长圆形，平滑，边缘具狭翅。花、果期 6－9 月。

分布与生境 全省均有分布。生于山坡岩石上或屋基荒地。

药用部位及采集 全草入药（作景天三七药材）。夏季采收。

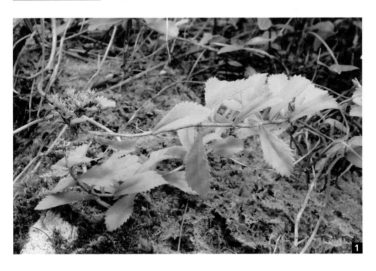

1 果期植株

性味功能 性平，味甘、微酸。安神补血，散瘀止血。

主治 心神不安、吐血、咳血、鼻衄、牙龈出血、内伤瘀血、白带、崩漏等。

验方精选

1. 吐血、咳血、鼻衄、牙龈出血、内伤出血：鲜全草 60 ~ 90g，水煎或捣汁服，连服数日。
2. 白带、崩漏：鲜全草 60 ~ 90g，水煎服。
3. 癔症、心悸、失眠、烦躁惊狂：鲜全草 60 ~ 90g，加猪心 1 个（不要剖割，保留内部血液）置瓦罐中炖熟，去草，当天分 2 次服，连服 10 ~ 30 天。

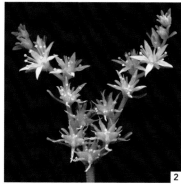
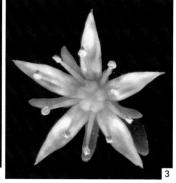

2 花序
3 花

29. 凹叶景天

别名：仙人指甲、岩板菜、马牙半支

Sedum emarginatum Migo

形态 多年生草本，高 10 ~ 15cm。茎细弱，斜升，着地部分常生不定根。叶对生；叶片匙状倒卵形至宽匙形，长 1 ~ 2.5cm，宽 5 ~ 12mm，顶端微凹，基部渐狭，有短距，近无柄。聚伞花序顶生，常有 3 个分枝；花黄色，花瓣 5 枚，线状披针形至披针形，长 6 ~ 7mm。蓇葖果星芒状。种子褐色，细小。花期 5 - 6 月，果期 6 - 7 月。

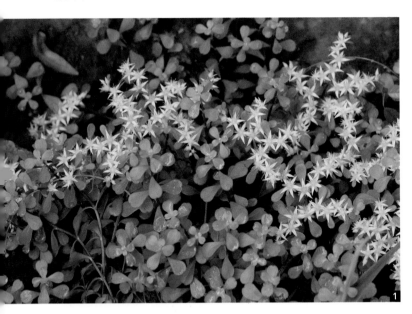

| **1** 花期群落

分布与生境 全省山区均有分布。生于山坡阴湿处的林下或石隙中。

药用部位及采集 全草入药。夏、秋季采收。

性味功能 性平，味微酸。清热解毒，止血，止痛。

主治 黄疸、痈肿疔疮、带状疱疹、瘰疬、多种出血、痢疾、淋病、崩漏带下等。

验方精选

1. 肝炎：鲜全草 60～90g，水煎服，连服数日。
2. 热疖、疮毒：鲜全草加食盐少许捣烂敷患处，每日换 1 次。
3. 吐血：鲜全草 60～90g 配瘦猪肉炖服，连服数日。

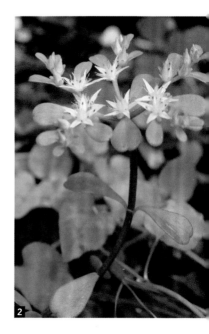

2 花期植株

30. 垂盆草

别名：三叶佛甲草、地蜈蚣草、仙人指甲

Sedum sarmentosum Bunge

形态 多年生草本。不育茎匍匐，节上生不定根，长 10～25cm，花茎直立。叶 3 枚轮生；叶片倒披针形至长圆形，长 15～25mm，宽 3～5mm，顶端尖，基部渐狭，有短距。聚伞花序顶生，有 3～5 分枝；花稀疏，无梗；花瓣 5 枚，黄色，披针形至长圆形，长 5～8mm。蓇葖果星芒状。种子细小，卵球形。花期 5－6 月，果期 7－8 月。

分布与生境 全省均有分布。生于向阳山坡、石隙、沟边及路旁湿润处。

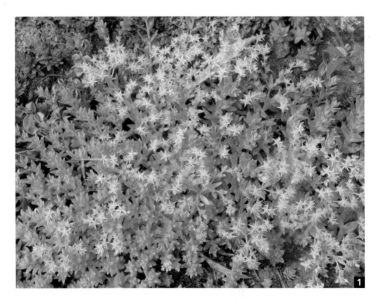

| 1 花期群落

药用部位及采集 全草入药（垂盆草）。夏、秋二季采收。

性味功能 性凉，味甘、淡。利湿退黄，清热解毒。

主治 湿热黄疸、小便不利、痈肿疮疡等。

验方精选

1. 一切痈肿恶疮：鲜全草 30g，捣汁和黄酒服，另鲜全草捣烂加食盐少许敷患处，每日换 1～2 次，有脓拔脓，无脓消肿止痛。

2. 喉头肿痛：鲜全草捣汁 1 杯，加烧酒少许含漱 5～10 分钟，每日 3～4 次。

3. 烫伤、烧伤：鲜全草捣烂外敷，每日换 1 次，另鲜全草捣汁饮服。

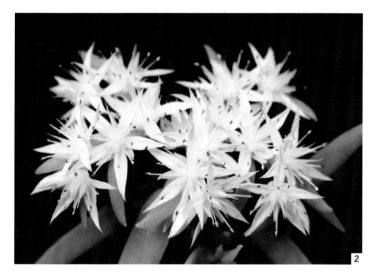

2

| 2 花序

| 附注 | 另有一种佛甲草外形基本与垂盆草相似，只是叶稍狭，3～4 枚轮生，其功效相同。 |

31. 虎耳草

别名：金丝荷叶、耳朵草、老虎耳朵草

Saxifraga stolonifera Curt.

形态 多年生草本，高达45cm。匍匐茎细长，常带红紫色。叶通常数枚基生，肉质，密生长柔毛，具长柄；叶片圆形或肾形，长1.5～7cm，宽2.2～8.5cm，上面绿色，常具白色斑纹，下面紫红色，边缘有不规则钝锯齿。花序疏圆锥状，长达30cm；花瓣5枚，白色，上方3枚小，卵形，有黄色及紫红色斑点，下方2枚大，披针形，无斑纹。蒴果宽卵形，顶端2深裂。花期4-8月，果期6-10月。

分布与生境 全省均有分布。生于林下、灌丛、草甸和阴湿岩石旁。

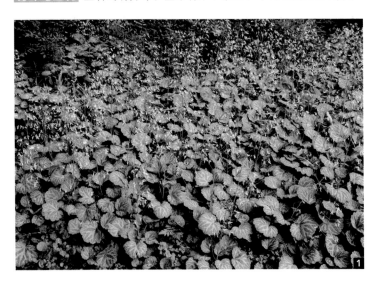

| 1 花期群落

药用部位及采集 全草入药。全年可采。

性味功能 性寒，味苦、辛；有小毒。祛风清热，凉血，解毒。

主治 风热咳嗽、肺痈、吐血、风火牙痛、聤耳流脓、皮肤湿疹、丹毒、痔疮肿痛、外伤出血等。

验方精选

1. 中耳炎：鲜叶捣汁滴入耳内。
2. 风热丹毒：鲜全草 30g，水煎服。
3. 血崩：鲜全草 30～60g，加黄酒、水各半煎服。
4. 冻疮溃烂：鲜叶捣碎敷患处。
5. 牙齿风火痛：鲜全草 30～60g，水煎汁加鸡蛋 1 个，同煮服。

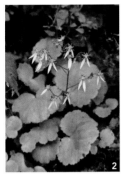
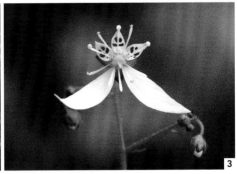

2 花期植株

3 花

32. 檵木

金缕梅科

别名：坚漆、满山白、鸟檵柴

Loropetalum chinense (R. Br.) Oliv.

形态 落叶灌木或小乔木，高达 8m。小枝被黄褐色星状毛。叶互生；叶片革质，卵形，长 1.5~5cm，宽 1~2.5cm，基部偏斜，全缘，两面被星状毛；叶柄长 2~5mm。花 3~8 朵簇生；花瓣白色，带状，长 1~2cm。蒴果卵球形，被褐色星状柔毛。种子亮黑色，卵球形。花期 4-5 月，果期 6-8 月。

分布与生境 全省山区广布。喜生于向阳的山坡灌丛中，溪沟边、路边。

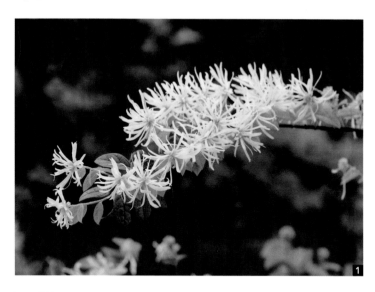

| 1 花枝

药用部位及采集 叶入药（作檵木叶药材）；根、花入药。叶、根：全年可采；花：4－5月采集。

性味功能 叶：性凉，味苦、涩；清热解毒，收敛，止血；根：性微温，味苦涩；健脾化湿，通经活络；花：性平，味甘；解热止血。

主治 叶、根：用于咯血、吐血、便血、外伤出血、崩漏、腹泻等；花：用于肺热咳嗽，感冒，咳血，鼻衄，烧伤，外伤出血等。

验方精选

1. 刀伤出血：叶捣烂敷伤口。
2. 鼻出血不止：花加白鸡冠花各6～9g，水煎服。
3. 产后恶露不畅、预防产后内伤：鲜根120～150g，水煎，头煎、二煎液合并冲黄酒500ml，红糖180g，产后第2日起，早、晚饭前各服2～3茶匙。
4. 男子遗精或女子血崩：花12g或用根90g，猪肉（半肥半瘦）120～240g，炖服，分数次当日服完。

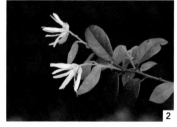 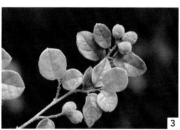

2 花枝
3 果枝

33. 龙牙草

蔷薇科

别名：仙鹤草、子不离母草、脱力草

Agrimonia pilosa Ledeb.

形态 多年生草本，高达 1m。根多呈块茎状，根茎短。茎、叶柄、叶轴、花序均被开展柔毛和短柔毛。奇数羽状复叶，有小叶 7～9 枚，稀 5 枚，向上减少至 3 枚，常杂有小型小叶；小叶片椭圆状倒卵形、菱状倒卵形至倒披针形，长 2.5～6cm，宽 1～3cm，边缘具粗大锯齿；托叶镰形，稀卵形。穗状总状花序顶生；花黄色。果实倒卵状圆锥形，顶端有数层钩刺。花、果期 5－10 月。

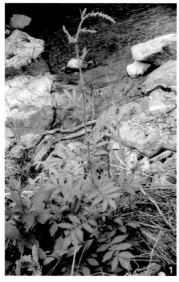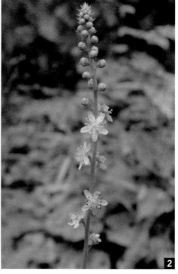

1 植株

2 花序

分布与生境 全省均有分布。生于山坡、沟谷、路旁、林缘、灌草丛及疏林下。

药用部位及采集 地上部分入药（仙鹤草）。夏、秋季茎叶茂盛时采收。

性味功能 性平，味苦、涩。收敛止血，截疟，消积止痢，解毒，补虚。

主治 咯血、吐血、崩漏下血、疟疾、血痢、痈肿疮毒、阴痒带下、脱力劳伤等。

验方精选

1. 白带、咳嗽吐血：全草 30g，白茅根 15g，侧柏叶 30g，开水泡服。
2. 赤痢：全草 9g，铁苋菜 30g，臭椿皮 1.5g，红木香 9g，加生姜 3 片，水煎，白糖冲服。忌食糯米、鱼腥。
3. 清水泻：全草 30g，藿香 15g，山楂 15g，水煎服。
4. 热淋：全草 30g，石韦 60g，水煎，冲黄酒服。
5. 小儿疳积：全草 15～21g，去根和茎上的粗皮，猪肝 90～120g，加水同煮熟，饮汤和吃肝。

34. 金樱子

蔷薇科

别名：糖罐头、糖梨、刺梨子

Rosa laevigata Michx.

形态 常绿攀缘灌木，高达 5m。小枝粗壮，散生扁弯皮刺。三出复叶，稀小叶 5 枚，叶轴、小叶柄有皮刺和腺毛；托叶离生或基部与叶柄合生，披针形，边缘有细齿，早落；小叶片革质，椭圆状卵形、倒卵形，长 2～6cm，宽 1.2～3.5cm，边缘具锐锯齿，上面亮绿色。花单生叶腋，白色，直径 5～7cm。果梨形、倒卵形或近球形，密被针刺。花期 4－6 月，果期 9－10 月。

分布与生境 全省山区均有分布。生于海拔 1100m 以下的向阳山地、田边、溪边、谷地疏林下或灌丛中。

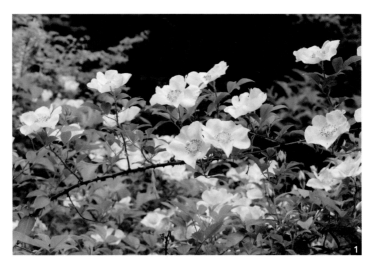

| **1** 花期植株

药用部位及采集 根、叶、果实入药。根、叶全年可采，果实 9 – 11 月采收。

性味功能 果实（金樱子）：性平，味酸、甘、涩。固精缩尿，固崩止带，涩肠止泻。根：性平，味甘、淡、涩。活血止血，收涩解毒。叶：性平，味苦。解毒消肿。

主治 果实：遗精滑精、遗尿尿频、崩漏带下、久泻久痢。根：跌打损伤、腰腿酸痛、慢性腹泻、子宫脱垂、崩漏白带、乳糜尿；外治疮肿初起。叶：外治疮疖、烫伤、外伤出血。

验方精选

1. 遗精、遗尿：果实（去刺、子）60 ~ 90g 或根 60g，水煎服。
2. 小儿慢性腹泻：果实（去刺、子）15g，牛膝根 9g，水煎服。
3. 子宫脱垂：根 60 ~ 90g，水煎服。
4. 崩漏、白带过多：根 45g，地榆根（用醋炒过）15g，水煎服。
5. 烧伤、烫伤：叶炒焦，研细粉，用植物油调匀，敷伤处。

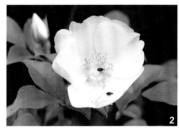 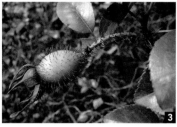

2 花

3 果实

35. 枇杷

别名：金丸、卢桔

Eriobotrya japonica (Thunb.) Lindl.

形态 常绿小乔木，高达 10m。小枝粗壮，密被锈色或灰棕色绒毛。叶片革质，倒披针形、倒卵形或椭圆状长圆形，长 12～30cm，宽 3～9cm，上部边缘有疏齿，上面光亮，多皱，叶脉下陷，下面密被灰棕色绒毛，侧脉 11～21 对。圆锥花序顶生，长 10～19cm；花白色。果实黄色或橘黄色，球形、长圆形或扁圆形，直径 2～5cm。花期 10－12 月，果期次年 5－6 月。

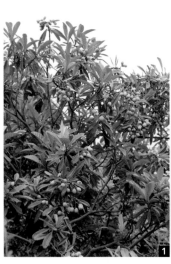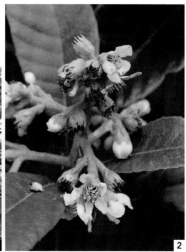

1 果期植株
2 花序

分布与生境 全省各地零散栽培，余杭塘栖栽培最盛。

药用部位及采集 叶入药（枇杷叶），全年可采。

性味功能 性微寒，味苦。清肺止咳，降逆止呕。

主治 肺热咳嗽、气逆喘急、胃热呕逆、烦热口渴。

验方精选

1. 预防流行性感冒：叶（去毛）9～15g，水煎，连服3天。

2. 急、慢性支气管炎：叶（去毛）5～7片，一枝黄花全草30g，水煎服。

3. 回乳：叶（去毛）五片，牛膝根9g，水煎服（不影响以后生育乳汁分泌）。

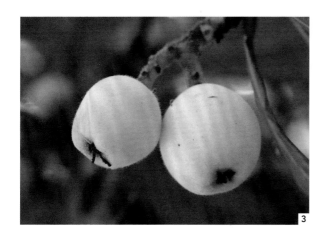

3 | 3 果实

36. 地榆

蔷薇科

别名：山红枣、猪人参、地枣

Sanguisorba officinalis Linn.

形态 多年生草本，高达 2m。根粗壮，多呈纺锤形，木质化。茎直立，有棱。羽状复叶有小叶 9~13 枚，小叶片卵形或长圆状卵形，长 1~7cm，宽 0.5~3cm，顶端圆钝，基部心形至浅心形，边缘有圆钝稀急尖粗大锯齿。穗状花序圆柱形，直立，长 1~4cm，从花序顶端向下开放；萼片花瓣状，暗紫红色。瘦果褐色，外面有 4 棱，包藏于宿存萼筒内。花果期 7-10 月。

分布与生境 全省山区均有分布。生于海拔 1400m 以下的草地、路旁、山坡疏林下或灌草丛中。

药用部位及采集 根入药（地榆）。春季将发芽时或秋季植株枯萎后

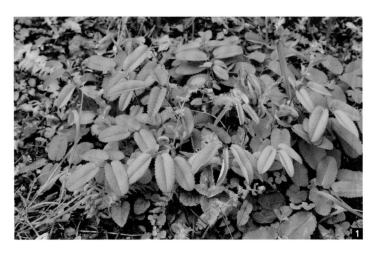

| 1 苗期

采挖。

性味功能 性微寒，味苦、酸、涩。凉血止血，解毒敛疮。

主治 便血、痔血、血痢、崩漏、水火烫伤、痈肿疮毒等。

验方精选

1. 胃溃疡出血、便血、鼻出血、月经过多：根 30 ~ 45g，水煎服。

2. 痢疾、肠炎：根 30g，铁苋菜全草 30g，水煎，分早、晚空腹两次服完。

3. 烧伤、烫伤：根炒焦，研粉，用植物油或鸡蛋清调匀，涂于伤处。若创面溃烂，渗出液较多，亦可将地榆粉直接撒于创面。每日换药 1 次。

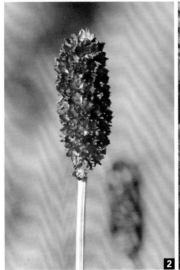 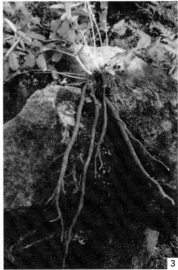

2 花序

3 根

37. 蛇莓

薔薇科

别名：地杨梅、蛇扭、蛇苗

Duchesnea indica (Andr.) Focke

形态 多年生草本。匍匐茎多数，纤细，长 30 ~ 100cm，有柔毛。三出复叶，小叶片倒卵形至菱状长圆形，长 2 ~ 3.5cm，宽 1 ~ 3cm，顶端圆钝，边缘有钝锯齿，两面有柔毛；托叶狭卵形至宽披针形。花单生叶腋，花梗长 3 ~ 6cm；花黄色，直径 1.5 ~ 2.5cm；心皮多数，离生，花托果期增大，鲜红色，有光泽，直径 1 ~ 2cm。瘦果暗红色，卵形，光滑。花期 4 - 5 月，果期 5 - 6 月。

分布与生境 全省均有分布。生于海拔 700m 以下的山坡、路旁、田边、垄沟边、竹园等阴湿处。

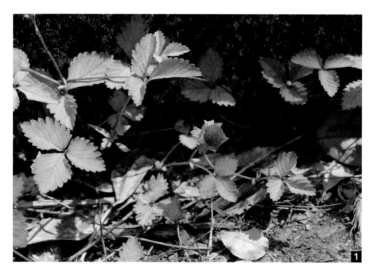

1 果期植株

药用部位及采集 全草入药（作蛇莓药材）。春秋季采全草（去花、果），洗净鲜用或晒干备用。

性味功能 性寒，味甘、苦。清热解毒，凉血消肿。花、果有小毒。

主治 热病惊痫、咳嗽、吐血、咽喉肿痛、痢疾、痈肿、疔疮、蛇虫咬伤。

验方精选

1. 小儿惊风：根 3g 或全草 9g，水煎服。

2. 急性喉炎、扁桃体炎：鲜全草加食盐少许捣烂，取汁半酒杯，徐徐含漱后咽下。

3. 痢疾、肠炎：全草 15～30g，水煎服，或全草 60g，斑地锦、山楂根各 30g，水煎服。

4. 疖子、指头炎：鲜全草加食盐捣烂外敷。

5. 冻疮：鲜果浸盐卤中备用，溃与未溃者均可外敷。

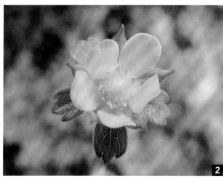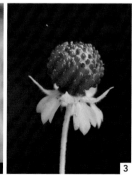

2 花
3 果实

38. 合萌

别名：田皂角、田马葛、梳子树

Aeschynomene indica Linn.

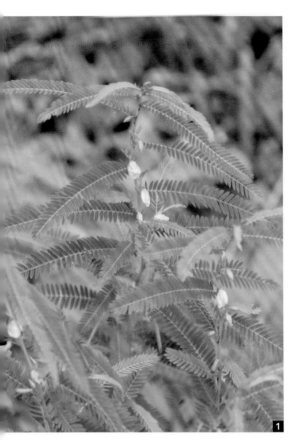

1 花期植株

形态 一年生半灌木状草本，高达1m。茎直立，圆柱形，无毛。偶数羽状复叶，有小叶40~60枚，小叶夜间闭合；小叶片线状长椭圆形，长3~8mm，宽1~3mm，顶端钝，具小尖头，基部圆形，无小叶柄。总状花序腋生，有2~4朵花；花黄色，带紫纹。荚果线状，长1~3cm，由4~10荚节组成，成熟时逐节断裂。花期7-8月，果期9-10月。

分布与生境 全省均有分布。生于湿地、塘边、溪旁及田埂。

药用部位及采集 全草入药。9－10月采收。

性味功能 性微寒，味甘、苦。解热利湿，祛风明目，通乳。

主治 夜盲、小儿疳积、驱虫、湿疹、肝炎、肠炎、痢疾、尿路感染、黄疸、热淋、血淋、外伤出血、荨麻疹等。

验方精选

1. 夜盲症：全草30g，水煎服；或加猪（羊）肝60～90g，同煎服。
2. 小儿疳积：根15g，炒焦，水煎去渣，加猪肝60～90g，煮食。
3. 驱蛲虫、蛔虫：全草12g，苦楝皮9g，水煎服。

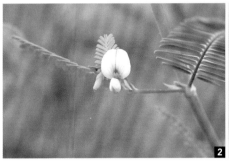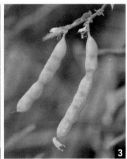

2 花

3 果实

39. 土圞儿

别名：黄皮狗卵、九子羊、土蛋

Apios fortunei Maxim.

形态　多年生缠绕草本。具球状或卵状块根；茎细长，被白色稀疏短硬毛。奇数羽状复叶，有小叶 3～7；小叶片卵形或菱状卵形，长 3～7.5cm，宽 1.5～4cm，顶端急尖，有短尖头，基部宽楔形或圆形，上面被极稀疏的短柔毛，下面近无毛。总状花序腋生，长 6～26cm；花黄绿色或淡绿色，长约 11mm。荚果线形，长约 8cm，宽约 6mm。花期 6－8 月，果期 9－10 月。

分布与生境　全省山区均有分布。生于海拔 300～1000m 山坡、灌丛或田埂。

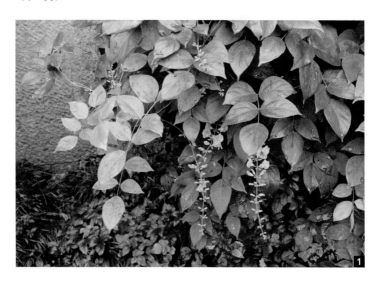

| 1　花期植株

药用部位及采集 块根入药（作土圞儿药材）。冬季倒苗前采收 2～3 年生的块根。

性味功能 性平，味甘。清热解毒，祛痰止咳。

主治 感冒咳嗽、咽喉肿痛、百日咳、疮疡肿毒、毒蛇咬伤等。

验方精选

1. 感冒咳嗽、小儿百日咳：鲜块根 9～15g，洗净切碎，放碗中加糖或蜂蜜 15g，水适量，蒸半小时，取汁饭后分 3 次服。
2. 咽喉肿痛：块根 1 个，磨汁服。
3. 疖毒：块根煨熟，加食盐捣烂，外敷。
4. 痛经：块根 15～30g，去皮切片，加黄酒蒸汁。饭后服。

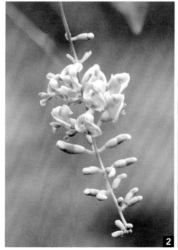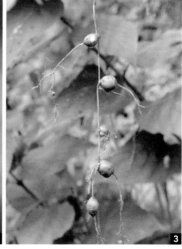

2 花序

3 根

40. 锦鸡儿

别名：土黄芪、金雀花、黄棘

Caragana sinica (Buc'hoz) Rehd.

形态 落叶灌木，高 1～2m。小枝有棱，无毛。一回羽状复叶有小叶 4 枚，十面 1 对通常较大；叶轴顶端硬化成针刺；托叶三角状披针形，顶端硬化成针刺；小叶片革质，倒卵形或长圆状倒卵形，长 1～3.5cm，宽 0.5～1.5cm，顶端圆或微凹，通常具短尖头。花单生叶腋，花梗长 0.8～1.5cm，中部具关节；花黄色带红，凋谢时红褐色，长 2～3cm。荚果稍扁，长 3～3.5cm。花期 4－5 月，果期 5－8 月。

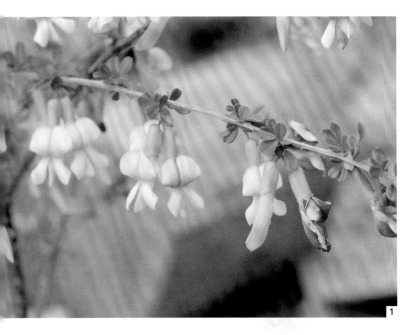

1

| 1 花期植株

分布与生境 全省均有分布。生于海拔 1000m 以下的山坡、山谷、路旁灌丛。

药用部位及采集 花、根入药。花：谷雨前后，花初开放时入药。根：霜降后采挖。

性味功能 花：性温，味甘。祛风活血，健脾益肾，补中益气。根：性平，味甘、辛、微苦。补肺健脾，活血祛风，平肝，利尿。

主治 虚劳咳嗽、头痛、头晕耳鸣、腰膝酸软、气虚、带下、小儿疳积、痘疹透发不畅、乳

痛、痛风、跌扑损伤等。

验方精选

1. 劳伤乏力、关节行痹、阴虚浮肿、盗汗：鲜根皮 30 ~ 60g，猪蹄 1 个，黄酒、水各等量，炖服，连服数日。

2. 妇女乳水不足：鲜根皮 30g，猪蹄 1 个炖服，可催乳。

3. 头痛、头晕、耳鸣眼花、寒咳及虚损：干花 15g 蒸鸡蛋吃，或鲜根皮 30g，鸡蛋 2 个炖服。

4. 小儿疳积：干花 3g，蒸鸡蛋吃，连服数日。

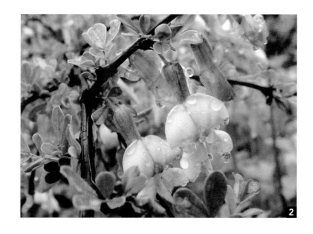

2　| 2 花

41. 马棘

别名：野绿豆、马料梢、一味药

Indigofera pseudotinctoria Matsum.

形态 落叶小灌木，高达 1.5m。茎多分枝，枝细长，被半贴丁字毛。奇数羽状复叶长 3.5～5.5cm，有 7～11 枚小叶，叶柄长 1～1.5cm；小叶片倒卵状椭圆形，倒卵形或椭圆形，长 1～2cm，宽 0.5～1.1cm，顶端圆或微凹，具小尖头，两面被平贴毛。总状花序常长于复叶，花密集；花淡红色或紫红色，长 5～6mm。荚果线状圆柱形，

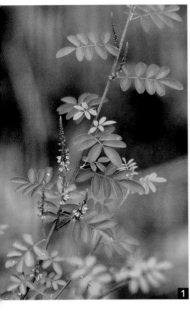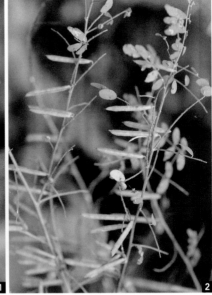

1 花期植株
2 果实

长 2.5~5cm，被毛。种子长圆形。花期 7－8 月，果期 9－11 月。

分布与生境 全省均有分布。生于海拔 100~1300m 的山坡林缘、灌丛、溪边及草坡。

药用部位及采集 全草及根入药。夏、秋季采收。

性味功能 性平，味苦、涩。清热解毒，消肿散结。

主治 风热感冒、肺热咳嗽、扁桃体炎、咽喉肿痛、疔疮、痈肿、瘰疬等。

验方精选

1. 喉蛾（扁桃体炎）：鲜根（去外表薄的黑皮）90~120g，加米汤、冰糖或白糖蒸汁服（小儿 5 岁以内用量 9g，5~10 岁用量 15g）。
2. 疔疮：鲜根（去外表薄的黑皮）60~90g，水煎服；并用洗净的鲜根，加白糖捣烂敷患处。
3. 行痹、跌打损伤：根 60g 浸酒服。
4. 烂脚：全草晒干，烧灰，用青油调敷。

42. 鸡眼草

别名：莲子草、夏闭草、人字草

Kummerowia striata (Thunb.) Schindl.

形态 一年生草本，高达 30cm。茎铺匐半卧，分枝纤细直立，茎及分枝均被下向长柔毛。三出复叶，叶柄长 2～4cm；小叶片倒卵状长椭圆形或长椭圆形，长 5～15mm，宽 3～8mm，两面沿中脉及叶缘被长柔毛，侧脉密而平行。花 1～3 朵腋生，淡红色，长 5～7mm。荚果扁平，宽卵形，长约 4mm，顶端有尖喙，内有 1 粒种子。种子黑色，卵形。花期 7－9 月，果期 10－11 月。

分布与生境 全省均有分布。生于路边、草地、田边、溪边及杂草丛。

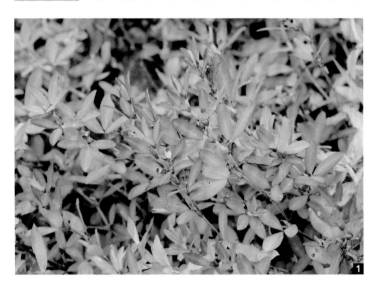

1　花期植株

84

药用部位及采集 全草入药（作鸡眼草药材）。夏、秋二季采收。

性味功能 性平，味甘。健脾利湿，解热止痢。

主治 小儿疳积、湿热黄疸、痢疾等。

验方精选

1. 小儿疳积：全草 15g，水煎服，连服 3 天。

2. 黄疸型肝炎：见江南卷柏项下。鲜全草、鲜车前草各 60g，水煎服。

3. 赤白久痢：鲜全草 60g，凤尾蕨 15g，水煎，饭前服。

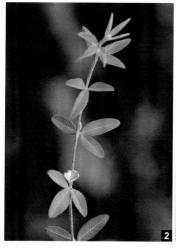 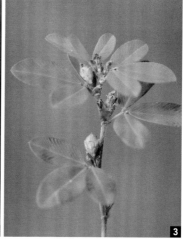

2 花枝

3 长萼鸡眼草果期植株

附注 有一种长萼鸡眼草，其形态基本与本种相似，只不过茎较粗壮直立，茎上的毛向上，萼片稍长，两者功效相同。

43. 酢浆草

别名：酸酸草、三叶酸、酸迷迷草

Oxalis corniculata Linn.

形态 多年生草本，全体被疏柔毛。茎匍匐或斜升，多分枝。掌状三出复叶互生；小叶片倒心形，长 0.5～1.3cm，宽 0.7～2cm。花序腋生，有花 1 至数朵；花黄色，直径约 1.5cm。蒴果近圆柱形，长 1～2cm，有 5 条纵棱，成熟开裂时将种子弹出。种子黑褐色，有皱纹。花、果期 4－11 月。

分布与生境 全省均有分布。生于房前屋后、路边、田野。

药用部位及采集 全草入药（作酢浆草药材）。夏、秋季采收。

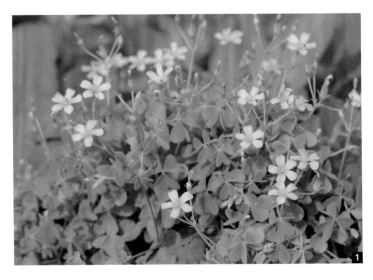

| 1 花果期植株

性味功能 性寒，味酸。清热利湿，凉血散瘀，消肿解毒。

主治 湿热泄泻、痢疾、黄疸、淋证、带下、吐血、衄血、尿血、失眠、咽喉肿痛、痈肿疔疮、跌打损伤等。

验方精选

1. 小便血淋：鲜全草 15g 捣烂，冲黄酒温服，连服数日。
2. 黄疸型肝炎：见江南卷柏项下。
3. 痔疮脱肛：鲜全草煎汤外洗。
4. 喘咳：鲜全草 30g，加米少许煮服，连服 3 剂。

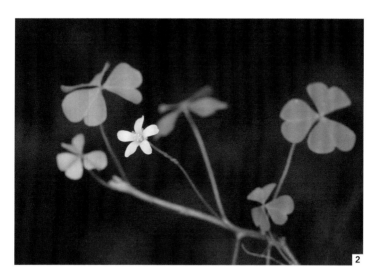

2 花枝

44. 楝

别名：苦楝、楝树、紫花树

Melia azedarach Linn.

形态 落叶乔木，高达 20m。树皮纵裂；小枝粗壮，具灰白色皮孔。2～3 回羽状复叶互生，长 20～40cm；小叶片卵形、椭圆状卵形或卵状披针形，长 2～8cm，宽 2～3cm，顶端渐尖至长渐尖，基部楔

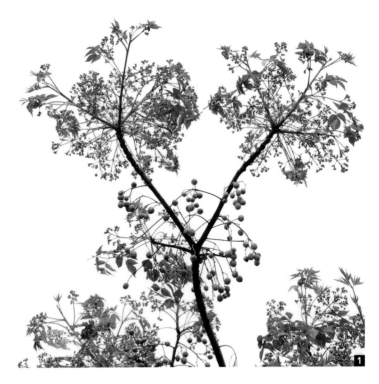

1 花期、带果实的植株

形至圆形，边缘具粗钝锯齿。圆锥花序腋生；花紫色。果近球形，成熟时淡黄色，常宿存于树上，至次年春季始逐渐掉落。花期 5 – 6 月，果期 10 – 11 月。

分布与生境 全省均有分布。生于低山丘陵或平原。

药用部位及采集 根皮及树皮入药（苦楝皮），叶、果实、花入药。

根皮及树皮：春、秋二季剥取。叶：全年均可采。果实：秋、冬两季果实成熟呈黄色时采收。花：4 – 5 月采收。

性味功能 性寒，味苦；有小毒。杀虫，疗癣。

主治 蛔虫病，蛲虫病，虫积腹痛；外治疥癣瘙痒等。

验方精选

1. 驱杀蛔虫、蛲虫、绦虫：根皮（去皮面一层薄的黑皮）6 ~ 9g，水煎服。

2. 膀胱炎及疝气等症：果实 9 ~ 15g，捣烂，水煎服。

3. 秃疮、疥疮：根皮烧灰，调猪油外涂。

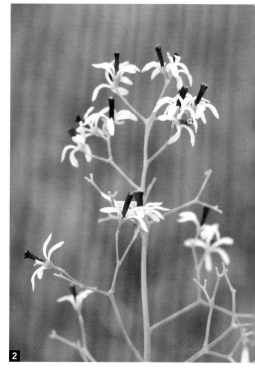

2 花序

45. 铁苋菜

别名：海蚌含珠、野络麻、疳积草

Acalypha australis Linn.

形态 一年生草本，高达60cm。茎直立，自基部分枝，伏生上向的硬毛。叶互生；叶片卵形至椭圆状披针形，长3～9cm，宽1～4cm，顶端渐尖或钝尖，基部楔形，两面疏被柔毛。穗状花序腋生，雄花簇生于花序上部，雌花生于花序下部，有叶状肾形苞片1～3枚，合时如蚌。蒴果三角状半圆形，外面被毛。种子黑褐色，卵形，光

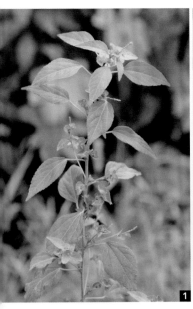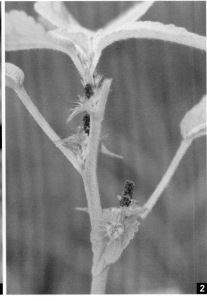

1 花果期植株
2 花期植株

滑。花期 7 – 9 月，果期 8 – 10 月。

分布与生境 全省均有分布。生于向阳的低山坡、沟边、路旁及田野。

药用部位及采集 全草入药（作铁苋菜药材）。夏、秋季采收。

性味功能 性凉，味苦、涩。清热利湿，收敛止血。

主治 肠炎、痢疾、吐血、衄血、尿血、便血、崩漏；小儿疳积；外用治疗痈疖疮疡、皮炎湿疹等。

验方精选

1. 吐血、下血：全草 30g，水煎服。
2. 痢疾、肠炎、水泻：全草 30g（鲜品加倍），赤痢加白糖，白痢加红糖 30g，炒 4 ~ 5 分钟，加水 750ml，煎成 300ml，分 2 次服；或全草 30 ~ 60g，水煎服，忌食荤腥。
3. 小儿疳积：鲜全草 30 ~ 60g，和猪肝煎汁服。
4. 皮炎、湿疹：鲜全草适量，水煎外洗。
5. 外伤出血：鲜全草适量，洗净，捣烂外敷伤口，或铁苋菜 90g，明胶 30g，各研细粉过筛，混合和匀，密贮，临用时撒于伤口。

46. 斑地锦

别名：红筋草、奶奶草、奶疳草

Euphorbia maculata Linn.

形态 一年生草本，长 15～25cm，全体疏被开展的长柔毛。茎匍匐，细弱，基部多分枝。叶对生；叶片长圆形或倒卵形，长 4～8mm，宽 2～5mm，顶端钝圆或微凹，基部圆形，常偏斜，边缘具稀疏细锯齿，上面中央常有紫褐色斑纹。杯状花序单一或数个排成聚伞花序生于叶腋；总苞倒圆锥形，顶端 4 裂，腺体 4，扁圆形。蒴果三棱状球形，疏被细柔毛。花期 6-10 月，果期 7-11 月。

分布与生境 全省均有分布。生于向阳路旁、菜园地、屋前屋后或庭园角落。

药用部位及采集 全草入药（地锦草）。夏、秋二季采收。

性味功能 性平，味辛。清热解毒，凉血止血，利湿退黄。

主治 痢疾、泄泻、咯血、尿血、便血、崩漏、疮疖痈肿、湿热黄疸等。

验方精选

1. 赤痢：鲜全草 60～90g，洗净，待水干后，捣烂取汁服，或水煎服，连服 2～3 次。

2. 痈肿恶疮、刀伤出血：全草 60g，牛膝 12～15g，土茯苓 30g，水煎，冲黄酒、红糖，早、晚饭前各服 1 次。忌食酸辣。

3. 小儿奶疳：鲜全草 15g，猪肝 60g，水煎，冲奶服。

4. 血崩：全草阴干研末，用酒冲服，每次 6g。

5. 乳水不足：全草 30～60g，同鱼煮服。

附注	另一种地锦草，叶上无斑点，形态基本与本种相似，功效相同。

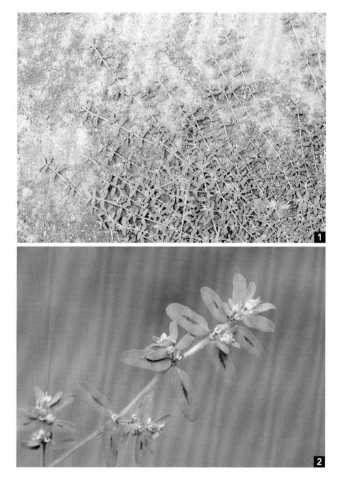

1　花期植株
2　花枝

47. 牯岭勾儿茶

鼠李科

别名：画眉杠、小叶勾儿茶、铁包金

Berchemia kulingensis Schneid.

形态 落叶攀缘灌木，长达10m，全体无毛。小枝黄绿色，质脆。叶片纸质，卵状椭圆形或卵状长圆形，长2～6cm，宽1.5～3.5cm，顶端钝圆或尖，具小尖头，基部圆形或近心形，侧脉7～9对；叶柄长6～10mm。花绿色，排成疏散聚伞总状花序，极少有分枝。核果长圆柱形，长7～9mm，熟时由红色转黑紫色。花期6－7月，果期次年4－6月。

分布与生境 全省山区、半山区均有分布。生于海拔450～1160m的沟谷、山坡灌丛、林缘或林中。

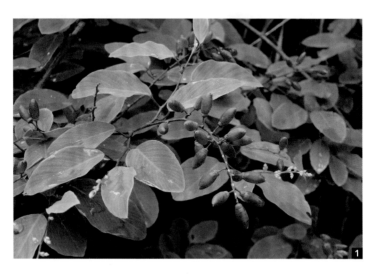

1 果期植株

药用部位及采集 茎藤、根入药。全年采收。

性味功能 性温，味微涩。祛风利湿，活血止痛。

主治 风湿痹痛、肺结核、肝炎、疳积、骨髓炎、湿疹、毒蛇咬伤等。

验方精选

1. 行痹：根 120g、茜草 30g、阴地蕨 30g、钩藤 45g、威灵仙 45g，和猪蹄炖服。

2. 小儿疳积：根 30～60g，六月雪根等量，水煎，取汁与红枣、冰糖炖服。

3. 腰痛：根 120g，加水 500ml，鸡蛋 2 个同煮食。

4. 关节行痹：根 30～60g，水煎服。

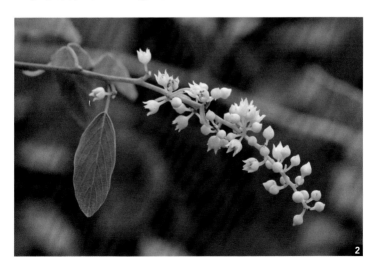

| 2 花枝

48. 长叶冻绿

别名：山六厘、六厘柴、山黄

Rhamnus crenata Sieb. et Zucc.

形态 落叶灌木或小乔木，高达 7m。幼枝带红色，枝端有密被锈色柔毛的裸芽。叶螺旋状互生；叶片倒卵状椭圆形或倒卵形，长 4 ~ 14cm，宽 2 ~ 5cm，顶端渐尖、短突尖，基部楔形，边缘具圆细锯齿，上面无毛，下面被柔毛，侧脉 7 ~ 12 对；叶柄 4 ~ 10mm，密被柔毛。腋生聚伞花序，花序梗长 4 ~ 15mm；花小，黄绿色。核果球形，成熟时紫黑色。花期 5 - 8 月，果期 8 - 10 月。

分布与生境 全省山区、半山区均有分布。生于海拔 20 ~ 1300m 的山地、丘陵、林下、灌丛。

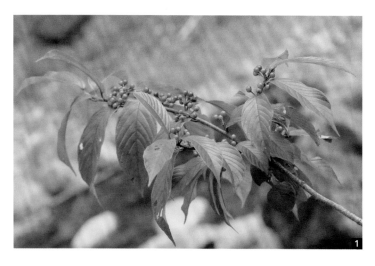

1 果枝

药用部位及采集 根及根皮入药。秋季采收。

性味功能 性温，味辛，有毒。杀虫解毒。

主治 疥疮、癫痢头、牛皮癣、湿疹等。

验方精选

1. 疥疮：鲜根皮加猪油捣烂，用布包扎，临用时将布包烘热擦患处。
2. 癫痢头：根 9g，水煎服；并煎汤擦洗患处。
3. 烂脚疮：根研细末，加猪油调和外敷。

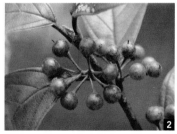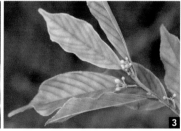

2 果实
3 花枝

49. 蛇葡萄

别名：野葡萄、山葡萄、大叶猪娘藤

Ampelopsis sinica (Miq.) W. T. Wang

形态 落叶木质藤本。幼枝、叶及花序均被短柔毛。卷须分叉，与叶对生。叶片纸质，阔卵状心形，常3浅裂，长4～10cm，宽3～9cm，顶端渐尖，基部心形，边缘有浅圆齿；叶柄长3～7cm。聚伞花序直径3～6cm，总花梗长2～3.5cm；花小，黄绿色。果近圆球形，径6～8mm，熟时蓝色。花期6－7月，果期9－10月。

分布与生境 全省均有分布。生于山坡疏林或溪沟边灌木丛中。

药用部位及采集 根入药（作野葡萄根）；叶入药。全年可采收。

性味功能 性温，味辛、涩。清热解毒，消肿止痛，舒筋活血。

主治 乳腺炎、跌打损伤、疖痈疮毒等。

验方精选

1. 跌打损伤、扭伤：鲜根白皮、加食盐少许、捣烂、外敷伤处。

2. 骨折：在正骨手术后，取鲜根皮，加酒糟或糯米饭，再加烧酒适量，捣烂外敷。或取鲜根，加及已根、接骨草根或叶各等量，捣烂外敷，然后用鲜杉树皮外包固定。

3. 疖肿：鲜叶或根皮适量、捣烂外敷。或鲜根皮加算盘子根、木芙蓉花适量，捣烂外敷。

4. 关节肿痛：鲜根60g、细柱五加根15g、紫茉莉根30g、金银花藤15g，水煎服。

5. 外伤出血：叶焙干研粉，撒于伤处。

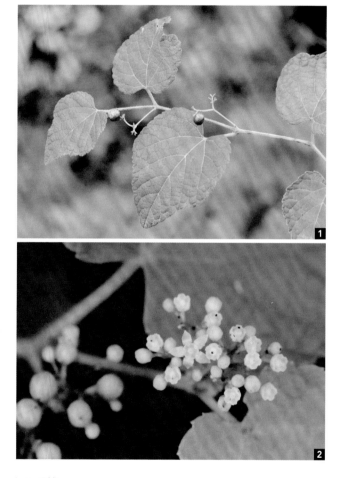

1 果枝
2 花枝

50. 三叶崖爬藤

别名：三叶青、金线吊葫芦、三叶对

Tetrastigma hemsleyanum Diels et Gilg

形态 多年生常绿草质藤本。块根卵形或椭圆形，表面深棕色，里面白色。茎下部节上生根；卷须不分枝，与叶对生。掌状 3 小叶复叶互生，中间小叶片稍大，近卵形或披针形，长 3～7cm，宽 1.2～2.5cm，边缘疏生具腺状尖头的小锯齿，侧生小叶片基部偏斜；叶柄长 1.3～3.5cm。聚伞花序生于当年新枝上，总花梗短于叶柄；花小，黄绿色。果球形，初红褐色，熟时黑色。花期 4－5 月，果期 7－8 月。

分布与生境 浙东、浙西、浙中、浙南均有分布。生于山坡、山沟、溪谷两旁林下阴处。

药用部位及采集 块根入药（作三叶青药材）。全年可采。

性味功能 性辛，味微苦。清热解毒，消肿止痛，化痰。

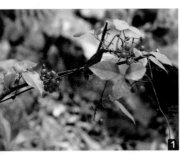 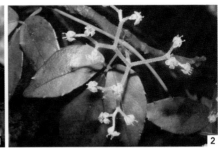

1 果枝
2 花序

主治 小儿高热惊风、百日咳、疔疮痈疽、淋巴结结核、毒蛇咬伤等。

验方精选

1. 小儿风热、惊风和疝气痛：块根 9~15g，水煎服。

2. 小儿咳嗽、发热、口腔炎：块根 3~6g，水煎服。

3. 神经性皮炎：块根、米醋，磨成糊状，局部外敷。

4. 跌打损伤：块根 30g，研末，黄酒送服。

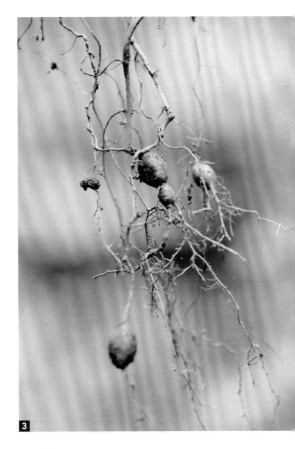

3

| 3 根

51. 乌蔹莓

别名：五爪金龙、五叶莓、五爪藤

Cayratia japonica (Thunb.) Gagnep.

形态 多年生草质藤本，幼时有短柔毛。老枝具纵棱；卷须分叉。鸟足状复叶，小叶 5，膜质，中间小叶片较大，椭圆状卵形，长达 8cm，边缘具 8～12 枚锯齿，小叶柄长 2～3cm，两侧小叶渐小；总

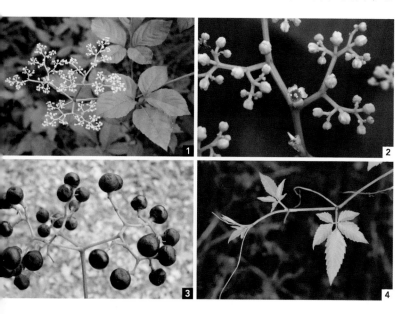

1 花枝

2 花序

3 果序

4 叶与卷须

叶柄长 3～6cm。聚伞花序腋生或假腋生，伞房状，径 6～15cm，具长梗；花小，黄绿色，花瓣 4，顶端有极轻微小角。浆果卵形，径 6～8mm，成熟时黑色。花期 5－6 月，果期 8－10 月。

分布与生境 全省均有分布。攀附生于山坡、路边杂草丛及篱边、墙脚。

药用部位及采集 根及全草入药。夏、秋季采集。

性味功能 性凉，味苦、酸。清热利尿，活血止血，解毒消肿。

主治 肺痨咳血、咽喉肿痛、淋巴结炎、尿血、跌打损伤、创伤感染、带状疱疹、痈疖。

验方精选

1. 跌打损伤：鲜全草或加醴肠鲜全草等量，捣烂，外敷伤处。另取根 9～15g，加黄酒 60g，炖服。
2. 疖肿初起：鲜全草捣烂，敷患处；同时鲜全草 30g 捣烂，加水适量，取汁服。
3. 烫伤溃烂：根晒干研粉，调植物油敷伤处。
4. 小儿疳积：鲜根 30g，水煎服。

52. 木芙蓉

锦葵科

别名：芙蓉花、九头花、拒霜

Hibiscus mutabilis Linn.

形态 落叶灌木或小乔木，高 2 ~ 5m。小枝、叶柄、花梗、小苞片和花萼均密被星状毛和短柔毛。叶片卵圆状心形，直径 10 ~ 15cm，常 5 ~ 7 掌状浅裂，边缘具钝齿；叶柄长 5 ~ 18cm。花大，牡丹状，初开时淡红色，后变深红色，直径约 8cm。蒴果球形，直径约 2.5cm，密被淡黄色刚毛和绵毛。种子肾形，背部被长柔毛。花期 8 – 10 月，果期 10 – 11 月。

分布与生境 全省各地广泛栽培。浙南常见逸生于山坡路边及溪旁。

药用部位及采集 花入药（作木芙蓉花药材）；叶（木芙蓉叶）、根入药。花：秋季采收；叶、根：春、秋二季采收。

性味功能 花、叶：性凉，味微辛。清肺凉血，散热解毒，消肿排脓。根：性凉，味微辛。清热解毒。

主治 肺热咳嗽、瘰疬、肠痈、白带；外用痈疮脓肿、无名肿毒、烧烫伤等。

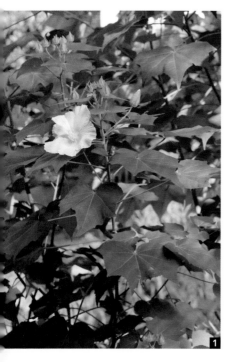

| 1 花期植株

验方精选

1. 肺痈：鲜花 30～60g，或花 24～30g，水煎，加冰糖 15g 冲服，连服数天。

2. 一切大小痈疽、恶疮：鲜叶、鲜野菊花叶等量，捣烂，外敷及煎汤洗患处。或单用鲜叶或干叶研细，用糖水调敷于患处。

3. 小儿癞痢头：先用松毛（马尾松叶），柳枝（杨柳的细枝）煎汤洗头，然后取干根皮研为细末，用麻油调敷。

4. 火烫伤：鲜叶捣汁外涂，或干叶研细末，加菜油调敷。

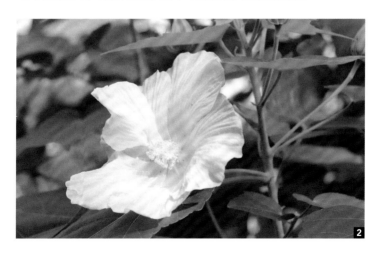

| 2 花

53. 地耳草

藤 黄 科

别名：田基黄、小元宝草、四方草

Hypericum japonicum Thunb. ex Murray

形态 一年生小草本，高达40cm。茎直立或披散，具4棱。叶对生；叶片卵圆形，长3～15mm，宽1.5～8mm，顶端钝，基部抱茎，叶面被透明腺点，几无柄。聚伞花序顶生，花小，黄色，直径约6mm，花瓣宿存，与萼片近等长。蒴果椭圆形，成熟时3裂。种子圆柱形，淡黄色。花期5－7月，果期7－9月。

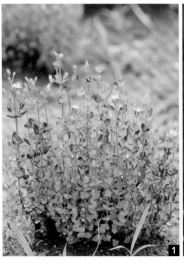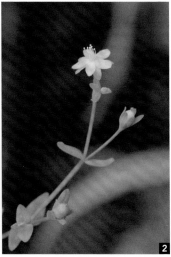

1 植株
2 花枝

分布与生境 全省均有分布。生于山麓沟边、向阳山坡潮湿处及田野。

药用部位及采集 全草入药（作地耳草入药）。秋季采收。

性味功能 性平，味苦、辛。清利湿热，散瘀消肿。

主治 急、慢性肝炎、疮疖痈肿等。

验方精选

1. 病毒性肝炎（有黄疸和无黄疸型均可）：视病情轻重，用全草 60～90g，水煎服，每天 1 服。或全草、白马骨、积雪草各 30g，水煎服。

2. 疗疮疖子：鲜草 1 把，洗净用纱布包裹绞汁 1 小杯内服，或用水煎服。另取一部分捣烂外敷。

3. 小儿惊风、疳积泻：全草 30g，水煎服，疳积泻加鸡肝煎服。

4. 跌打损伤：全草 60g，水煎冲黄酒温服。

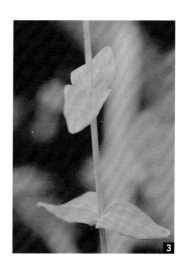

3 茎叶

54. 七星莲

董菜科

别名：匐伏堇、抽脓拔、须毛蔓茎堇菜

Viola diffusa Ging.

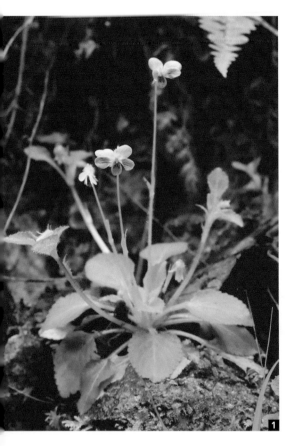

1 花期植株

形态 多年生匍匐草本，高达15cm，全株被长柔毛。基生叶和匍匐枝多数，匍匐枝顶端常具与基生叶大小相似的簇生叶。叶片卵形或长圆状卵形，长2~5cm，宽1~3.5cm，基部截形或楔形，明显下延于叶柄，边缘具浅钝锯齿。花白色或具紫色脉纹，长8~11mm，侧瓣内侧有短须毛，距囊状，长约1.5mm。蒴果椭圆形。花期3-5月，果期5-9月。

分布与生境 全省均有分布。生于路边、沟旁及山地疏林下阴湿处。

药用部位及采集 全草入药（作匍伏堇药材）。全年可采。

性味功能 性寒，味微苦。清热解毒，排脓消肿，清肺止咳。

主治 疔痈疮毒、风热咳嗽、肠胃炎、肺脓疡、结膜炎、角膜炎等。

验方精选

1. 一切疔痈已成脓者：鲜全草一把，洗净，捣烂，外敷患处，每日1换。
2. 小儿久咳音嘶：鲜全草15g，加冰糖适量炖服。
3. 睑缘炎：鲜全草30g，洗净，切碎，加鸡蛋1个同煮食，每日1次，连服2～3天。
4. 急性结膜炎：鲜全草适量，捣烂，敷于患眼侧太阳穴，每日换药2次。另取鲜全草30g，水煎服。

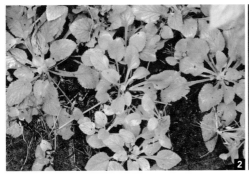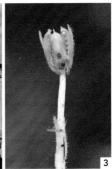

2 营养期

3 果实

55. 紫花地丁

堇 菜 科

别名：地丁草、箭头草、宝剑草

Viola philippica Cav.

形态 多年生草本，高达 20cm。全株被白色短柔毛。叶丛生，叶形多变，舌形、卵状披针形或长圆状披针形，长 2～7cm，宽 1～2cm，果期常为三角状卵形，宽可达 4cm，顶端钝至渐尖，基部截形或微心形，边缘具浅钝齿。花蓝紫色，长 14～18mm，距细管状，长 4～7mm。蒴果椭圆形或长圆形，长 7～9mm。花期 3－4 月，果期 5－10 月。

分布与生境 全省均有分布。生于平原及山地路边草地。

药用部位及采集 全草入药（紫花地丁）。春、秋二季采收。

性味功能 性寒，味苦、辛。清热解毒，凉血消肿。

主治 疔疮肿毒，黄疸型肝炎，痈疽发背，丹毒，毒蛇咬伤等。

验方精选

1. 痈疽、瘰疬、恶疮：鲜全草、鲜芙蓉花等量，加食盐少许捣烂（或单用鲜全草），外敷患处，1 日 1 换，已化脓者拔脓，未化脓者则能消肿。另全草 60～90g，水煎服，效果更加显著。
2. 黄疸内热、肠痈下血、小儿肝热衄：鲜全草 60～90g，加蜂蜜 30g，水煎服，连服数日。

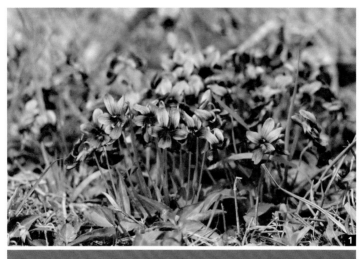

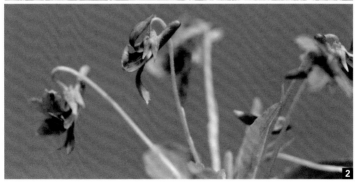

1 花期植株
2 花

56. 楤木

五 加 科

别名： 鸟不宿、百鸟不栖、树头菜

Aralia chinensis Linn.

形态 落叶灌木或小乔木，高达 8m。树干疏生粗短皮刺。小枝、叶、花序通常被黄棕色绒毛，疏生细刺。2～3 回羽状复叶；羽片有小叶 5～11（～13），基部有小叶 1 对；小叶片卵形、宽卵形或卵状椭圆形，长 3～12cm，宽 2～8cm，边缘具细锯齿；小叶柄长 3mm 以下。伞形花序组成顶生大型圆锥花序，长 30cm 以上；顶生伞形花序径 1～1.5cm，有花多数；花梗长 2～6mm，被短柔毛；花白色，芳香。果球形，熟时黑色或紫黑色。花期 6－8 月，果期 9－10 月。

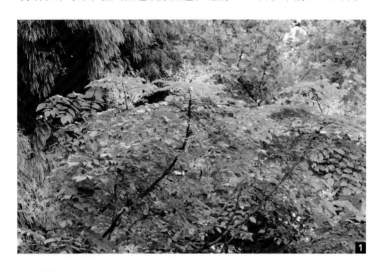

| 1 花期

112

分布与生境 全省均有分布。生于山坡、山谷或林下较阴处、郊野路边。

药用部位及采集 茎皮入药（作楤木药材）；根或根皮入药。茎皮：栽植 2～3 年幼苗成林后采收，晒干或鲜用。根或根皮：9～10 月挖根，或剥取根皮晒干。

性味功能 性温，味苦；有小毒。祛风湿，活血止痛。

主治 茎皮：关节炎、胃痛、坐骨神经痛、跌打外伤等。根或根皮：感冒、咳嗽、风湿痹痛、淋证、水肿、鼓胀，黄疸、痢疾、白带、跌打损伤、阴疽、瘰疬、瘀血闭经、崩漏、牙疳、痔疮等。

验方精选

1. 关节行痹：根白皮 15g 加水一碗，黄酒半碗，煎成一碗，早晚各服 1 剂，连服数天，痛止后再服 3 天。

2. 腰脊挫伤疼痛：根白皮 30～60g，炖猪蹄服，同时取根煎汤洗患处。

3. 水肿、肾炎：根白皮（除去外皮）30g，水煎服。

4. 胃病、胃溃疡、糖尿病：树皮或根皮 9～15g，水煎服，连服数日。

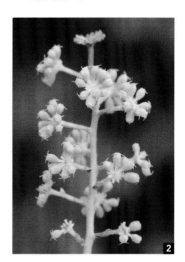

| **2** 幼果期

57. 中华常春藤

五 加 科

别名：三角枫藤、三角藤、上树蜈蚣

Hedera nepalensis K. Koch var. *sinensis* (Tobl.) Rehd.

形态 常绿木质藤本，茎以气根攀缘。叶二型，不育枝上的叶片常为三角状卵形或戟形，长 5~12cm，宽 3~10cm，全缘或 3 裂；能育枝上的叶片长椭圆状卵形至披针形，全缘，稀 1~3 浅裂，上面深绿色，具光泽。伞形花序单生或 2~7 个顶生；花淡绿白色或淡黄白色，芳香。果球形，熟时红色或黄色。花期 10–11 月，果期次年 3–5 月。

分布与生境 全省均有分布。生于海拔 1300m 以下的裸岩、树丛、乱石堆或攀附于树上、墙上。

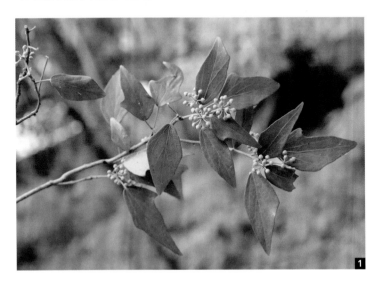

1 花蕾期枝条

药用部位及采集 全草入药。9–11月采收，晒干。

性味功能 性平，味辛、苦。祛风，利湿，解毒。

主治 风湿痹痛、头痛、头晕、肝炎、跌打损伤、咽喉肿痛、痈肿流注等。

验方精选

1. 关节行痹及腰部酸痛：茎及根9～12g，黄酒、水各半煎服，连服数日，并用水煎汁洗患处。

2. 产后风头痛：全草9g，用黄酒炒，加红枣7枚，水煎服。

3. 白皮肿毒（阴疽）及一切痈疽肿毒：全草9g，水煎服，连服数日。同时用七叶一枝花根茎1个，加醋磨汁，敷患处。

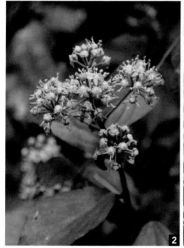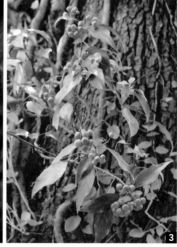

2 花序
3 果期

58. 积雪草

别名：大叶破铜钱、马蹄草、落得打

Centella asiatica (Linn.) Urban

形态 多年生草本。茎匍匐，细长，伏地延伸，节上生须根。叶3~4片集生于节上，有长柄；叶片圆状肾形，长1.5~4cm，宽1.5~5cm，边缘有钝齿，基部心形，掌状脉5~7；叶柄长2~15cm。伞形花序单个或2~5个簇生叶腋，每伞形花序通常有花3朵；花瓣白色或紫红色。果实扁圆形，棱间有明显的小横脉，形成网状。花期4-10月，果期5-11月。

分布与生境 全省均有分布。生于山脚、旷野、路旁、沟边阴湿地。

药用部位及采集 全草入药（积雪草）。夏、秋二季采收。

性味功能 性寒，味苦、辛。清热利湿，解毒消肿。

主治 湿热黄疸、中暑腹泻、石淋血淋、痈肿疮毒、跌扑损伤等。

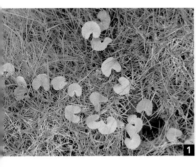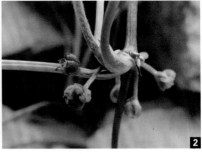

1 植株
2 花与果实

验方精选

1. 中暑腹泻：鲜叶搓成小团，嚼细开水吞服 1～2 团。鲜全草水煎代茶饮，可以解暑。

2. 湿热黄疸（急性病毒性肝炎）：每日 3 次，每次鲜全草 60g（全草 30g），水煎服，连服 10 天左右。

3. 疔疮疖毒、睑腺炎：鲜全草捣烂外敷患处，1 日 1 换，同时鲜全草 15～30g（全草 9～15g）水煎服。

4. 小儿百日咳：鲜全草捣烂取汁，加蜂蜜适量调服。1 岁以下每日 3～9g，早晚 2 次分服。1～2 岁每日 15～24g，连服 1 日，以后隔日 1 服。2～6 岁每日 30～60g，连服 3 天，以后隔日 1 服。6 岁以上每日 60～90g，连服 3 天，以后隔日 1 服。

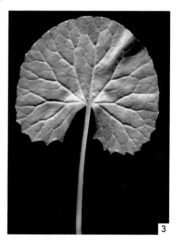

3 叶

59. 天胡荽

别名：破铜钱、遍地金、小金钱

Hydrocotyle sibthorpioides Lam.

形态 多年生草本。茎细长而匍匐，节上生根。叶片圆形或肾圆形，直径 0.5 ~ 2.5cm，通常有 5 裂片，每裂片再 2 ~ 3 浅裂，边缘有圆钝齿。叶柄长 0.5 ~ 9cm。单伞形花序与叶对生，单生于节上，总花梗长 0.5 ~ 2.5cm；每伞形花序有花 10 ~ 15 朵；花绿白色。果实近心状圆形，两侧扁压，背棱和中棱明显，成熟时有多数小紫红色斑点。花期 4 - 5 月，果期 9 - 10 月。

分布与生境 全省均有分布。生于庭园、草地、路边、河边、低山坡和山脚。

药用部位及采集 全草入药。全年可采。

性味功能 性温，味辛。祛风清热，利湿，化脓止咳。

主治 咽喉肿痛、急性黄疸型肝炎、风火赤眼、百日咳、尿路结石、带状疱疹等。

验方精选

1. 单、双蛾（扁桃体炎）：鲜全草加食盐少许，捣烂取汁，滴含患处。

2. 小儿百日咳：鲜全草水煎，加白糖适量。1 周岁以下日服量 6g，1 ~ 3 周岁日服量 9g，3 ~ 5 周岁日服量 12g，6 岁

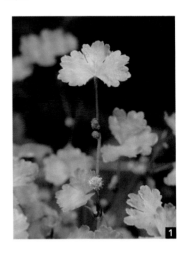

1 花期植株

以上日服量 15g，分 4 次服。

3. 鼻炎：鲜全草捣烂，塞鼻内，1 日换药数次。

4. 脚趾湿痒：鲜全草加食盐少许，捣烂敷患处，数日后，患趾表皮逐渐剥落而愈。

5. 蛇缠疮（带状疱疹）：鲜全草捣烂，用酒精浸 5 ~ 6 小时后，用棉花蘸搽。

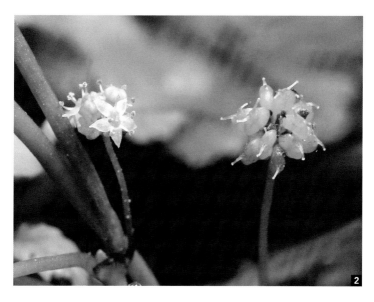

2 花与幼果

60. 朱砂根

别名：红铜盘、高脚铜盘、珍珠伞

Ardisia crenata Sims

形态 常绿灌木，高达 1.5m，全体无毛。根肥壮，肉质，外皮微红色。叶常聚集枝顶；叶片坚纸质，椭圆形至椭圆状披针形，长 6 ~ 14cm，宽 1.8 ~ 4cm，边缘具圆齿，齿缝间有黑色腺点，侧脉 12 ~ 18 对，连成不规则的边脉。伞形花序或聚伞花序，生于侧枝顶端和叶腋；每花序有花 5 ~ 10 朵；花淡红色，盛开时常反卷，具腺点。果球形，熟时鲜红色。花期 6 – 7 月，果期 10 – 11 月。

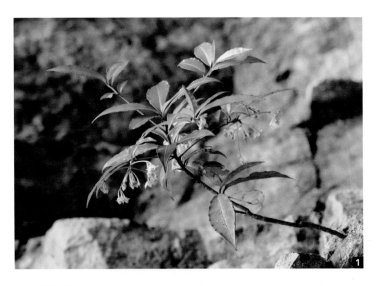

| 1 花期植株

分布与生境 全省山区均有分布。生于山坡、路边、水坑等阴湿地。

药用部位及采集 根入药（朱砂根）。秋、冬季采挖。

性味功能 性平，味微苦、辛。解毒消肿，活血止痛，祛风除湿。

主治 咽喉肿痛、风湿痹痛、跌打损伤等。

验方精选

1. 单、双蛾（扁桃体炎）、风火牙痛：根用水加醋磨，滴含患处，同时也可用根 9～15g，水煎服。
2. 跌打损伤、关节行痹：根 9～15g，水煎或冲黄酒服，连服数日。
3. 肺病及劳伤吐血：根 9～15g，同猪肺炖服，先喝汤，后去药吃肺，连吃 3 肺为 1 疗程。
4. 妇女白带、痛经：根 9～15g，水煎或加白糖、黄酒冲服。

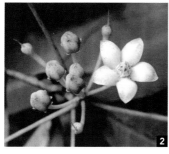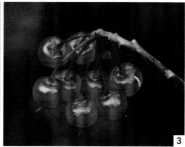

2 花序
3 果实

61. 紫金牛

别名：矮地茶、老勿大、平地木

Ardisia japonica (Thunb.) Bl.

形态 常绿小灌木，高 10 ~ 30cm。具长而横走的匍匐茎。叶对生或近轮生，常 3 ~ 4 叶聚生于茎梢；叶片坚纸质，狭椭圆形至宽椭圆形，长 4 ~ 7cm，宽 1.5 ~ 4.5cm，顶端急尖，基部楔形，边缘具细锯齿，散生腺点，侧脉 5 ~ 8 对，细脉网状；叶柄长 6 ~ 10mm。花序近伞形，腋生，有花 2 ~ 5 朵，常下垂；花白色或带粉红色，裂片宽卵形，具红色腺点。果直径 6 ~ 8mm，由鲜红色转紫黑色，具疏腺点。花期 5 - 6 月，果期 9 - 11 月。

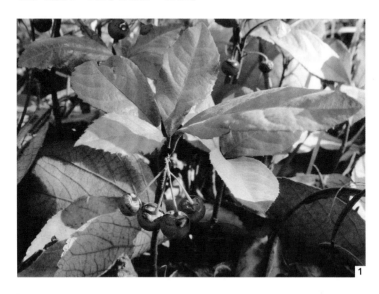

| **1** 果期植株

分布与生境 全省均有分布。生于山脚、山坡和溪边的灌木林下阴湿处。

药用部位及采集 全草入药（矮地茶）。夏、秋季采挖。

性味功能 性平，味辛、微苦。化痰止咳，清利湿热，活血化瘀。

主治 新久咳嗽，喘满痰多，湿热黄疸，经闭癥阻，风湿痹痛，跌打损伤等。有老胃病者及孕妇忌服。

验方精选

1. 小儿脱肛：全草120g，加水，放鸡蛋4~8个（4岁以下用4个），蛋煮熟后，敲碎蛋壳带壳再煮半小时，分数次吃蛋和汁，2天服完。

2. 阴毒（髋关节肿痛）初起：全草2~2.5kg，用水煎取汁，再煎浓到250g，涂敷患处。

3. 痛经、周身浮肿、风湿痹痛：全草15~30g，水煎冲红糖、黄酒服。

4. 脱力黄疸：全草15~30g，水煎服。

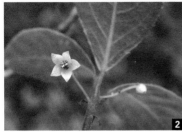 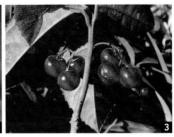

2 花

3 果实

62. 过路黄

别名：神仙对坐草、黄疸草、大叶金钱草

Lysimachia christinae Hance

形态 多年生匍匐草本，全株无毛或疏生短毛。叶、萼及花冠散布透明腺条，干后腺条变黑色。茎柔弱，在地面延伸，长 20～60cm。叶对生；叶片心形或宽卵形，长 2～4cm，宽 1～3.5cm，顶端急尖，基部浅心形；叶柄长 1～3cm。花单生于叶腋，花梗等长或比叶长，花黄色。蒴果球形，直径 3～4mm，具黑色脉条。花期 5－7 月，果期 8－9 月。

分布与生境 全省均有分布。生于海拔 1900m 以下的路边、溪沟边及林缘阴湿处。

药用部位及采集 全草入药（金钱草）。夏、秋季采收。

性味功能 性微寒，味甘、咸。利湿退黄，利尿通淋，解毒消肿。

主治 湿热黄疸，胆胀胁痛，石淋，热淋，小便涩痛，痈肿疔疮，蛇虫咬伤等。

验方精选

1. 胆、肾结石：鲜全草 15～60g，水煎服。
2. 跌打损伤：鲜全草捣汁一小杯饮服。
3. 鼓胀：鲜全草捣烂，敷肚脐上。
4. 湿热黄疸：过路黄、茵陈蒿、虎杖根各 9g，紫金牛 15g，龙牙草 12g，水煎服。
5. 石淋、热淋、尿涩作痛：过路黄、车前草各 9～15g，水煎服。

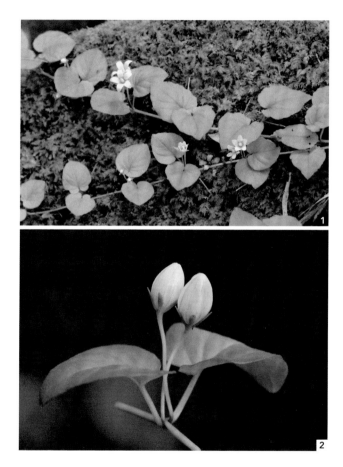

1 花期植株
2 花蕾

63. 矮桃

别名：红筋草、红灯心、红根草

Lysimachia clethroides Duby

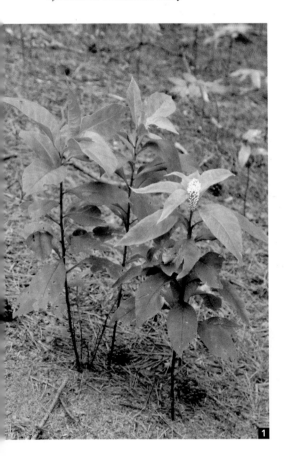

1 花期植株

形态 多年生草本，高达 60cm。茎直立，与花序轴及花梗均密被开展的多节腺毛，基部带红紫色。叶互生，偶近对生；叶片倒披针形或线状披针形，长 3～7cm，宽 0.4～1.3cm，顶端急尖，基部渐狭，近无柄，两面有伏毛。花密集成顶生总状花序，长达 20cm；花白色，管状钟形。蒴果球形，径约 2.5mm。花、果期 6-7月。

分布与生境 全省均有分布。生于山坡、园地、田边及荒山上。

药用部位及采集 全草入药。春、夏、秋三季采收。

性味功能 性微温，味辛、微涩。活血调经，利水消肿，消炎活血，祛风除湿。

主治 湿热黄疸、肝胆结石、尿路结石或感染、水肿、疔疮肿毒、跌打损伤等。

验方精选

1. 闭经：鲜根 30g，茜草根 15g，水煎冲黄酒、红糖服。

2. 腰部扭伤疼痛：鲜根 30g，鸡蛋 2 个，同煮熟，加食盐少许连渣食。

3. 流火肿痛：根 15～30g，金银花藤 30g。煎水冲黄酒、红糖服，渣外敷。或加用蛇根草 15g，服法同上。

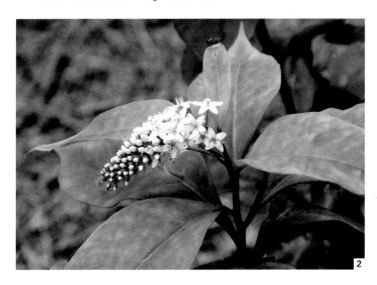

2 花序

64. 女贞

别名：将军树、白蜡树

Ligustrum lucidum Ait.

形态 常绿乔木或小乔木，高达 10m。树皮光滑不裂，枝叶无毛，小枝具皮孔。叶对生；叶片革质，卵形、卵状椭圆状，长 8～13cm，宽 4～6.5cm，顶端渐尖或急尖，基部宽楔形，全缘，上面深绿色，

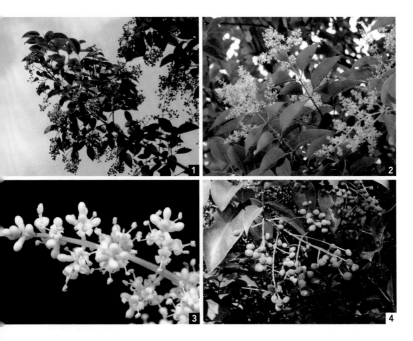

1　果枝
2　花枝
3　花序
4　果枝放大

光亮，侧脉 5 ~ 7 对；叶柄长 1.5 ~ 2cm。圆锥花序顶生，长 12 ~ 20cm；花白色，花冠筒长 2.5mm，顶端 4 裂。果长圆形，长 8 ~ 10mm，熟后黑蓝色。花期 7 月，果期 10 月至翌年 3 月。

分布与生境 全省均有分布。生于海拔 500m 以下的山谷阔叶林中或栽植于庭院和行道旁。

药用部位及采集 果实入药（女贞子），叶、根入药。果实：冬季采收；叶、皮、根：全年可采。

性味功能 果实：性凉，味甘、苦；滋补肝肾，明目乌发。叶、皮：性平，味苦；清热明目，解毒散瘀，消肿止咳。根：性平，味苦；行气活血，止咳喘，祛湿浊。

主治 果实：用于肝肾阴虚、眩晕耳鸣、腰膝酸软、须发早白、目暗不明、内热消渴、骨蒸潮热等。叶、皮：用于风热赤眼、口舌生疮、牙龈肿痛、疮肿溃烂、水火烫伤、肺热咳嗽等。根：用于哮喘、咳嗽、经闭、带下等。

验方精选
1. 神经衰弱：果实、醴肠、桑椹各 15 ~ 30g，水煎服。或果实 1000g，浸米酒 1000ml，每天酌量服。
2. 视神经炎：果实、决明子、青葙子各 30g，水煎服。
3. 烫伤：鲜叶洗净捣汁，外敷伤处；或树皮晒干研细末，茶油调敷伤处。
4. 口腔炎、牙周炎：鲜叶捣汁含漱。

65. 双蝴蝶

别名：华肺形草、花蝴蝶、天青地红

Tripterospermum chinense (Migo) H. Smith

形态 多年生缠绕草本，茎长达1.5m。叶对生；基生叶4片，两大两小，平贴地面呈莲座状，叶片倒卵状椭圆形，长3～6.5cm，宽1.5～5.5cm，上面常有网纹；茎生叶片卵圆形或卵状披针形，长达10cm，宽3.5cm，3～5脉。花单生叶腋，偶多数簇生，花狭钟状，长4～4.5cm，淡紫色或紫红色。蒴果2瓣开裂。种子三棱形，有翅。花果期9～11月。

分布与生境 全省均有分布。生于山坡岩石上、草丛中或林下阴湿处。

药用部位及采集 全草入药（作肺形草药材）。夏季采收。

性味功能 性寒，味辛、甘。清热解毒，祛痰止咳。

主治 支气管炎、肺脓疡、肺结核、小儿高热；外用疮疖疔肿。

验方精选

1. 肺痈（肺脓肿）、肺热咳嗽：全草12g，薤白、海金沙藤各6g。水煎服，每日1剂，连服半个月；或全草15～30g，水煎，白糖冲服。

2. 疮疖、木蛇头（瘭疽）：鲜全草加食盐少许捣烂外敷，

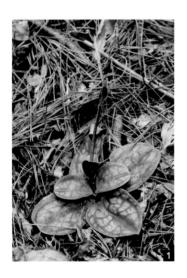

1 幼苗

每日一换；另取鲜全草适量捣汁备用，等外敷草药干燥时，把备用的汁液滴入，以保持患处湿润。再取全草 9 ~ 15g，水煎服，连服数日。

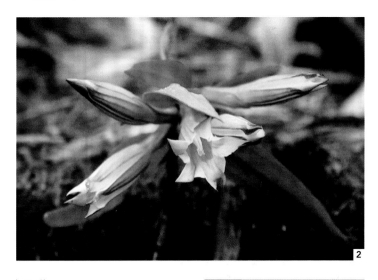

| 2 花

附注	肺形草在本省有两种，形态基本相似，较难区别，功效相同。

66. 络石

别名：红对叶肾、棉絮绳、白花藤

Trachelospermum jasminoides (Lindl.) Lem.

形态 常绿木质藤本，长可达 10m。茎具气根，老茎红褐色，有皮孔。幼枝、叶背、叶柄被脱落性黄色柔毛。叶片革质或近革质，椭圆形、宽椭圆形，长 2～8.5cm，宽 1～4cm，侧脉 6～12 对，不明显。聚伞花序多花组成圆锥状，腋生或顶生；花白色，芳香，高脚碟状，花冠筒中部膨大。蓇葖果双生，叉开，披针状圆柱形或有时成牛角状，长 5～18cm。花期 4－6 月，果期 8－10 月。

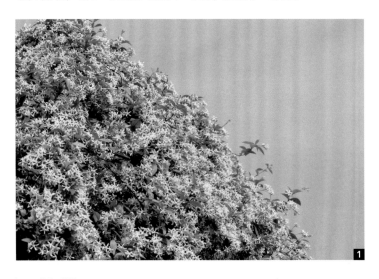

| 1 花期群落

分布与生境 全省广布。常攀缘在潮湿的山坡岩石上、墙上、石桥上，成片生长。

药用部位及采集 带叶藤茎入药（络石藤）。冬季至次春采收。

性味功能 性微寒，味苦。祛风通络，凉血消肿。

主治 风湿热痹、筋脉拘挛、腰膝酸痛、喉痹、痈肿、跌打损伤等。

验方精选

1. 跌打损伤、关节酸痛：藤 60g，水煎冲黄酒、白糖服。
2. 产后腹痛：藤 60g，加水、黄酒各半煎服。
3. 肾虚便溏（五更泻）：藤 60g，红枣 10 个，水煎服。
4. 外伤出血：鲜叶捣烂外敷伤口。

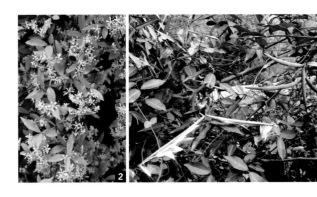

2 花期植株
3 果期

67. 金灯藤

别名：无根藤、飞来藤、无头藤

Cuscuta japonica Choisy

形态 一年生寄生草本。茎缠绕，肉质，较粗壮，常带紫红色斑点，多分枝，无叶。花序穗状，花近无梗；苞片卵圆形，长约 1.5mm；花萼碗状，长约 2mm，背面常具红紫色斑点；花钟形，白色，长 4～5mm，顶端 5 浅裂，裂片卵状三角形。蒴果卵圆形，长 5～7mm，花柱宿存。花果期 8－10 月。

分布与生境 全省各地普遍分布。常寄生在山坡路边、溪沟边的灌木或草本上。

药用部位及采集 种子入药。秋季采收。

性味功能 性平，味辛、甘。补益肝肾，固精缩尿，安胎，明目，止泻；外用消风祛斑。

主治 肝肾不足、腰膝酸软、阳痿遗精、遗尿尿频、肾虚胎漏、胎动不安、目昏耳鸣、脾肾虚泻等；外治白癜风。

验方精选

1. 白带，男子遗精：鲜全草 60～90g，水煎，冲甜酒，早、晚饭前各服 1 次。忌食酸辣。

2. 阳痿遗精、腰膝酸痛、小便淋漓、大便溏泄：全草 9～12g，水煎，冲黄酒、红糖服。

3. 目红肿痛：鲜全草捣烂，取汁滴眼。

4. 小儿疝气：鲜全草 15～30g，水煎服。

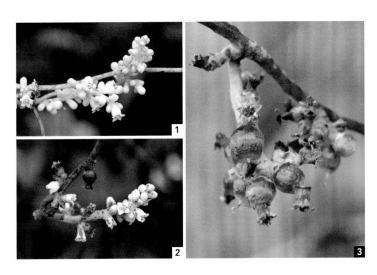

1 花期植株

2 花与果实

3 果实

68. 马蹄金

别名：小金钱草、荷包草、黄疸草

Dichondra repens Forst.

形态 多年生草本。茎细长，匍匐地面，长可达 40cm，节上生根。叶互生；叶片圆形或肾形，近似马蹄，直径 0.4~2cm，全缘，有长柄。花单生于叶腋，花梗比叶柄短；花淡黄色或白色，宽钟状。蒴果近球形，径约 1.5mm，被短毛。种子扁球形，深褐色。花期 4~5月，果期 7~8 月。

分布与生境 全省均有分布。生于山坡路边石缝间或草地阴湿处。

药用部位及采集 全草入药。春、夏季采收。

性味功能 性温，味辛。祛风利湿，行气止痛，清热解毒。

主治 急慢性肝炎、胆囊炎以及肾炎、尿路结石、泌尿系感染等；外治蛇虫咬伤和各种热证肿痛。

验方精选

1. 湿热黄疸：鲜全草 30~120g（小儿酌减），文火水煎，早、晚 2 次服。热重于湿者用白糖调服，湿重于热者用烧酒一小盏冲服，连服 2 天即见效，5~10 天为 1 疗程。

2. 全身水肿（肾炎）：鲜全草适量，捣烂敷于肚脐上，每日 1 换，7 天为 1 疗程。

3. 慢性胆囊炎：鲜全草 24g、积雪草 6g，水煎服，连服 3~10 天。

4. 下肢湿疹：鲜全草 15g 捣烂，加菜油 1 杯同煎，用纱布蘸热油烫敷患处。

5. 木蛇头（瘰疬）初起：鲜全草、鲜椰榆叶等量，加食盐少许，捣烂敷患处。

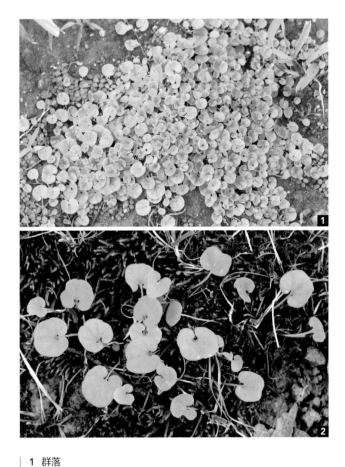

1 群落

2 植株

69. 海州常山

别名：臭梧桐、臭桐柴、粪桶彭

Clerodendrum trichotomum Thunb.

形态 落叶灌木或小乔木，高达6m。幼枝、叶柄及花序通常被柔毛。叶对生；叶片纸质，卵形或三角状卵形，长6～16cm，宽3～13cm，顶端渐尖，基部宽楔形，全缘或有波状齿；叶柄长2～8cm。伞房状聚伞花序顶生，长6～15cm；花萼蕾时绿白色，果时紫红色；花白色，芳香，高脚杯状；雄蕊与花柱均伸出花冠外。核果近球形，蓝黑色。花果期7－11月。

分布与生境 全省均有分布。生于海拔700m以下的山坡灌丛、田边及村旁。

药用部位及采集 叶（作臭梧桐叶药材）、花、种子或根入药。叶：夏、秋季采收；花：开花时采收；子：果实成熟时采收；根：全年可采。

性味功能 性平，味苦。祛风湿，降血压。

主治 风湿痹痛、高血压等；外用于鹅掌风、痔疮等。

验方精选

1. 泻血：根15g、仙鹤草30g，水煎，冲红糖服。忌食腥味。
2. 高血压：取开花前的根15～30g，或鲜叶30～60g，水煎服。
3. 劳伤无力：根皮30～60g，用黄酒和猪前蹄或夹心肉炖服。

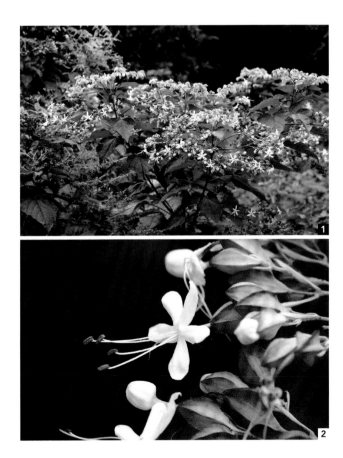

1 花期植株
2 花

70. 马鞭草

马鞭草科

别名：铁马鞭、土荆芥、野荆芥

Verbena officinalis Linn.

形态 多年生草本，高 30 ~ 80cm。茎四方形，节和棱上有硬毛。叶对生；叶片卵圆形至长圆状披针形，长 2 ~ 8cm，宽 1.5 ~ 5cm，基生叶不裂，边缘有粗锯齿和缺刻，茎生叶 3 深裂或羽状深裂。穗状花序顶生或生于上部叶腋，开花时似马鞭；花淡紫色或蓝色，长 4 ~

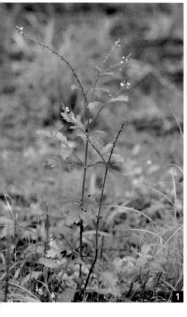

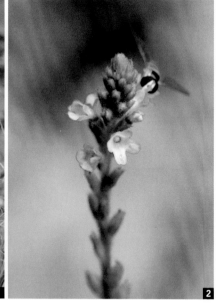

1 花期植株
2 花序

5mm。果实长圆形，长约 2mm。花、果期 4 – 10 月。

分布与生境 全省均有分布。生于山脚地边、路旁、菜园地边、溪边或村边荒地。

药用部位及采集 地上部分入药。6 – 8 月花开时采收。

性味功能 性凉，味苦。活血散瘀，解毒，利水，退黄，截疟。

主治 癥瘕积聚、痛经经闭、喉痹、痈肿、水肿、黄疸、疟疾等。

验方精选

1. 疟疾：每次全草（干）12 ~ 15g（儿童 2 ~ 5 岁每次 3 ~ 6g，6 ~ 12 岁每次 6 ~ 12g）水煎，日服 3 次，连服 3 ~ 7 天可抑制发作。

2. 湿热黄疸（病毒性肝炎）：鲜根 45g，水煎，分 3 次服，每日 1 剂，连服 3 ~ 5 天黄疸即退。

3. 预防病毒性肝炎：全草（干）45g，甘草（中药）3g，水煎 2 小时，分 3 次服（饭后），日服 1 剂，连服 4 天。

4. 刀伤出血：鲜全草捣烂包敷。

5. 红白痢：鲜全草 30g，水煎冲红糖服，连服 3 天。

71. 金疮小草

别名：白毛夏枯草、白毛苦菜、白头枯

Ajuga decumbens Thunb.

形态 一年或二年生草本，高 15～35cm，全体被白色长柔毛。茎常从基部分枝，稍带紫色。基生叶较茎生叶大，在花时枯萎；茎生叶数对，叶片宽椭圆形或卵状椭圆形，长 2～8cm，宽 1.2～5cm，边缘具不整齐的波状圆齿。轮伞花序有 6～10 花，排列成有间断的假穗状花序；苞叶叶状；花白色或淡紫色，具深色条纹。小坚果长 1.5～2mm，有网纹。花期 4-6 月，果期 5-7 月。

分布与生境 全省均有分布。生于溪边、林缘、郊野路边、屋边及湿地处。

药用部位及采集 全草入药。春季花开时采收。

性味功能 性寒，味苦。清热解毒，凉血消肿。

主治 咽喉肿痛、肺热咯血、跌打肿痛等。

验方精选

1. 肝火上炎：全草 10g，水煎服；或全草 15g、牛膝 6g，水煎服，每天一剂。
2. 肺热咯血：全草 15g、白茅根 30g、冰糖 30g，水煎服。
3. 喉蛾（扁桃体炎）：全草 5g，水煎服；或用鲜草 4～5 株（小儿 2～3 株），加豆腐共煮，取汁内服，效果更佳。
4. 小儿头身疮疖：全草和马鞭草等量煎浓汁，外洗患处。
5. 小儿白秃：鲜草捣烂，用纱布滤汁涂擦患处，1 日数次，或用鲜草 120g 浓煎，取汁趁热洗头。

> **附注** 紫背金盘 *A. nipponensis* Makino 同等入药，区别为本种植株近直立，花时常无基生叶。

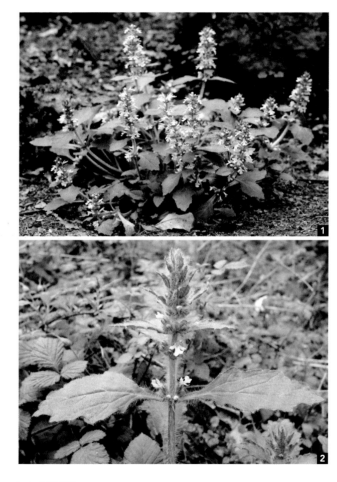

1 花期植株
2 花枝

72. 活血丹

别名：连钱草、铜钱草、短管活血丹

Glechoma longituba (Nakai) Kupr.

形态 多年生匍匐草本，高达20cm。茎方形细长，长达50cm，有毛。叶对生；叶片肾形至圆心形，长1~3cm，宽1.2~4cm，两面被毛或近无毛；叶柄长0.5~6cm。轮伞花序腋生，通常2花；花淡蓝至紫色，长1.7~2.2cm，下唇具深色斑点。小坚果长圆状卵形，长约1.5mm。花期4-5月，果期5-6月。

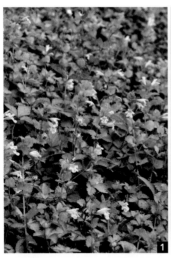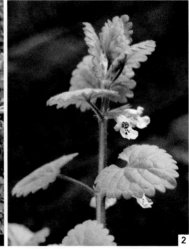

1 花期群落
2 花枝

分布与生境 全省均有分布。生于山地、路边、田野、林下和农舍附近阴深草丛中。

药用部位及采集 地上部分入药（连钱草）。春至秋季采收。

性味功能 性微寒，味辛、微苦。利湿通淋，清热解毒，散瘀消肿。

主治 热淋、石淋、湿热黄疸、疮痈肿痛、跌打损伤等。

验方精选

1. 尿道、膀胱、肾结石：鲜全草 210～240g 水煎服。每日 1 剂，可连续服用。或全草（干）30g、生地黄（中药）15g、木通（中药）9g、炮鸡内金（中药）9g，水煎，每日 1 剂，连服 3～7 天。

2. 小儿疳积：鲜全草 9g（干品 3g），鸡肝或鸭肝 1 付或用猪肝少许炖服，连服 3 天。

3. 撞伤血肿（皮下瘀血）、疔毒：鲜全草捣烂外敷患处，每日 1 换。

4. 小儿胎积湿毒（乳儿湿疹）：鲜全草 30g，捣汁涂敷，亦可煎汤熏洗。

73. 益母草

别名：茺蔚、坤草、野黄麻

Leonurus artemisia (Lour.) S. Y. Hu

形态 一年或二年生草本，高达1.2m。茎直立，粗壮，钝四棱形，有倒向糙伏毛。叶片形状变化大，基生叶圆心形，边缘5~9浅裂；下部茎生叶卵形，掌状3全裂，中裂片3裂，侧裂片1~2裂；中上部叶片菱形，细裂成线形；最上部叶线形。轮伞花序腋生，具8~15花；花粉红或淡紫红色，长约1.2cm；小坚果长圆状三棱形，长约2mm。花期5-7月，果期8-9月。

分布与生境 全省均有分布。生于原野路旁、山坡林缘、草地及溪边，以阳处为多。

药用部位及采集 地上部分入药（益母草）；果实入药（茺蔚子）。地上部分：鲜品春季至初夏采收，干品夏季采收；果实：秋季采收。

性味功能 全草：性微寒，味苦、辛。活血调经，利尿消肿，清热解毒。果实：性微寒，味辛、苦。活血调经，清肝明目。

主治 全草：用于月经不调、痛经经闭、恶露不尽、水肿尿少、疮疡肿毒等。果实：用于月经不调、经闭痛经、目赤翳障、头晕胀痛等。

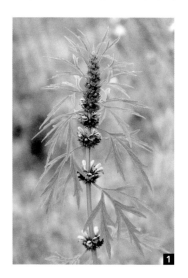

1 花期植株

验方精选

1. 产后流血不止、小腹胀痛、月经过多：全草 1000g，水煎，药汁合并加红糖 500g、黄酒 500ml，再煎成约 1000ml，1 日 3 次，每次 2~3 茶匙，或用全草 30g、红枣 120g，水煎服。

2. 胎动不安：全草 30g、陈艾 9g，水煎，煮鸡蛋 1 个、鸭蛋 1 个（去壳整煮），加红糖服。

3. 痛经：益母草 30g、香附 9g，水煎，冲酒服。

4. 高血压：益母草或茺蔚子、夏枯草各 15g，水煎服。

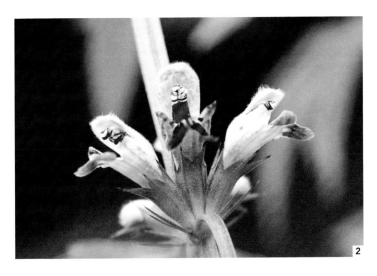

2 花序

74. 香茶菜

别名：铁棱角、棱角三七

Rabdosia amethystoides (Benth.) Hara

形态 多年生草本，高达 1m。地下有木质结节块状根茎。茎四棱形，被倒向卷曲柔毛。茎中下部的叶较大，茎上部及生于侧枝的较小；叶片卵形至披针形，长 2 ~ 14cm，宽 0.8 ~ 4.5cm，顶端渐尖，基部楔形，两面有多节毛，下面被淡黄色腺点。聚伞花序多花，组成顶牛疏散的圆锥花序；花白色或淡蓝色，长约 7mm。小坚果卵形，长约 2mm。花、果期 8 - 11 月。

分布与生境 全省均有分布。生于林下、山坡路边湿润处或草丛中。

药用部位及采集 地上部分或根入药（作香茶菜入药）。地上部分：夏、秋季割取；根：秋末挖取。

性味功能 性凉，味苦、微辛。消热解毒，散瘀消肿。

主治 脘腹疼痛、疮疡肿毒、经闭、跌打损伤、肿痛等。

验方精选

1. 闭经、跌打损伤、乳痈、发背：全草 15 ~ 30g，水煎服。乳痈已烂，可配野荞麦、白英各 15 ~ 30g，水煎服。

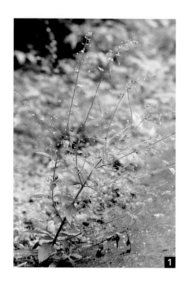

1 花期植株

2. 劳伤、筋骨酸痛：根 15 ~ 18g，加黄酒、白糖炖汁，早、晚饭前各服 1 次，忌食酸辣。

3. 疮毒：根 15 ~ 30g（儿童 3 ~ 6g），水煎，早、晚饭后各服 1 次。

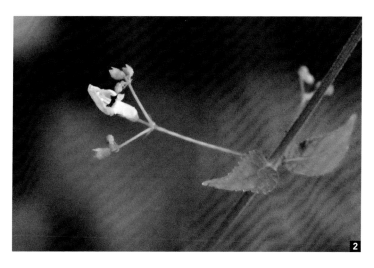

2 花序

75. 韩信草

唇形科

别名：耳挖草、疔疮草

Scutellaria indica Linn.

形态 多年生草本，高达40cm。全株被白色柔毛。茎四棱形，常带淡紫红色。叶对生；叶片卵圆形或肾形，长1~4.5cm，宽1~3.5cm，边缘有圆锯齿，下面常带紫红色，有腺点；叶柄长0.3~2.5cm。花对生，排列成偏向一侧的顶生总状花序；花二唇形，淡蓝紫色，长1.5~1.9cm。小坚果卵状三棱形，长约2mm，具小瘤状突起。花期4-5月，果期5-9月。

分布与生境 全省均有分布。生于山坡路边、林下或溪沟边阴湿草丛中。

药用部位及采集 全草入药。5~7月采收，鲜用或晒干。

性味功能 性寒，味辛、苦。清热解毒，活血止血。

主治 痈肿疔毒、肺痈、肠痈、瘰疬、毒蛇咬伤、肺热咳嗽、牙疼、喉痹、吐血、便血、筋骨疼痛、跌打损伤、皮肤瘙痒等。

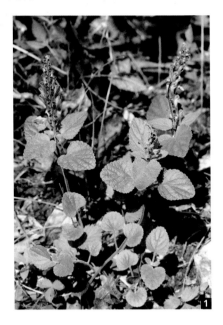

1 花期植株

验方精选

1. 跌打损伤：全草
   60g，加热甜酒
   60g，同捣烂取
   汁内服，并用药
   渣敷伤处。

2. 便血、吐血：全
   草 12 ~ 15g，水
   煎，冲黄酒、红
   糖服。

3. 疔疮：全草 30g，
   水煎冲烧酒服，
   另用根和烧酒捣
   汁敷患处。

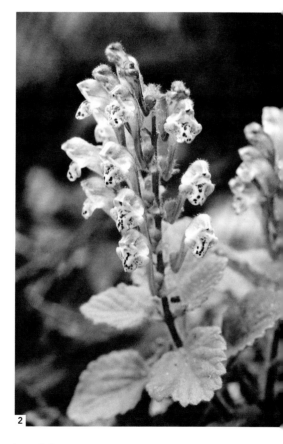

2

| 2 花序

76. 紫苏

别名：野紫苏、苏、白苏

Perilla frutescens (Linn.) Britt.

形态 一年生芳香草本，高达1.5m。茎钝四棱形，具槽，被长柔毛。叶对生；叶片宽卵形或近圆形，长4～21cm，宽2.5～16cm，顶端急尖或尾尖，基部近圆形，边缘有粗锯齿，两面绿色或紫色。轮伞花序2花，组成偏向一侧的顶生或腋生总状花序；花冠筒短，近二唇形，白色、粉红色或紫红色。小坚果三棱状球形，具网纹。花期7－10月，果期9－11月。

分布与生境 全省均有分布。生于路边、田边及低山疏林下或林缘。

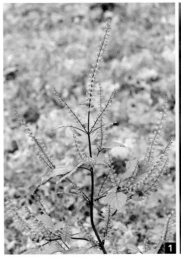
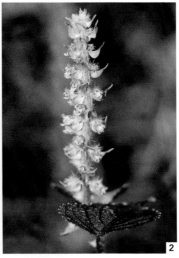

1 花期植株
2 花序

药用部位及采集 叶入药（紫苏叶）、梗入药（紫苏梗）、子入药（紫苏子）。叶：夏季采收；梗、子：秋季果实成熟时采收。

性味功能 性温，味辛。叶：解表散寒，行气和胃。梗：理气宽中，止痛，安胎。子：降气化痰，止咳平喘，润肠通便。

主治 叶：用于风寒感冒、咳嗽呕恶、妊娠呕吐、鱼蟹中毒等。梗：用于胸膈痞闷、胃脘疼痛、嗳气呕吐、胎动不安等。子：用于痰壅气逆、咳嗽气喘、肠燥便秘等。

验方精选

1. 感冒：紫苏叶 9g、葱白 6g、生姜 3 片，水煎数沸温服，若有咳嗽，用紫苏子 3g、杏仁、萝卜子各 9g，水煎服。

2. 胸膈痞闷、呃逆：紫苏梗、陈皮各 6g，生姜 3 片，水煎服。

3. 荨麻疹：紫苏叶、炒白术各 9g，炒米仁 30g，水煎服。

4. 孕妇胎动不安：紫苏梗 3g，苎麻根 30g，水煎服。

5. 急性肠胃炎：紫苏叶 12g，藿香、陈皮各 9g，生姜 3 片，水煎服。

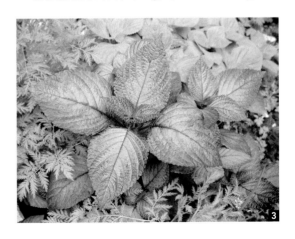

3 | 3 幼苗

77. 苦蘵

别名：挂金灯、灯笼草、天泡子

Physalis angulata Linn.

形态 一年生草本，高达50cm。全株有短柔毛，茎多分枝。叶互生；叶片质薄，宽卵形或卵状椭圆形，长3～6cm，宽2～4cm，顶端渐尖或急尖，基部偏斜，全缘或具不等大的牙齿。花单生于叶腋；花钟状，淡黄色，喉部常有紫色斑点，直径5～7mm。浆果球形，直径1～1.2cm，被膨大的宿存萼所包围；宿萼卵球形，具细柔毛，薄纸质。花期7－9月，果期9－11月。

分布与生境 全省均有分布。生长于山坡林下、林缘及溪边和宅旁。

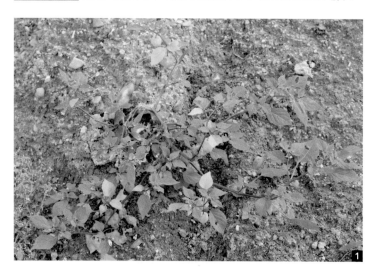

| 1 花果期植株

药用部位及采集 全草、果实、根入药。春、夏、秋三季采收。

性味功能 全草：性寒，味苦、酸。清热，利尿，解毒，消肿。果实：性平，味酸。解毒，利湿。根：性寒，味苦。利水通淋。

主治 全草：感冒、肺热咳嗽、咽喉肿痛、牙龈肿痛、湿热黄疸、痢疾、水肿、热淋、天疱疮、疔疮；果实：牙痛、天疱疮、疔疮；根：水肿腹胀、黄疸、热淋。

验方精选

1. 天疱疮：鲜全草捣汁或果实水煎涂敷患处。
2. 喉头炎、热咳、咽痛：鲜根 30g（干品 9g）水煎服或全草研细粉，每日 4.5 ~ 9g，开水送服，连服 3 天。

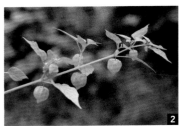
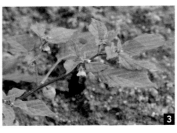

2 果枝

3 花枝

附注	本植物对子宫有收缩作用，孕妇忌用。

78. 白英

别名：白毛藤、毛藤苦麻

Solanum lyratum Thunb.

形态 多年生草质藤本，长达 2.5m。茎、小枝、叶柄、叶均密被具多节的长柔毛。叶互生；叶片琴形或卵状披针形，长 2.5～8cm，宽 1.5～6cm，基部全缘或有时 3～5 深裂，裂片全缘；叶柄长 0.5～3cm。聚伞花序顶生或腋生，花疏生；花蓝紫色或白色，长 5～8mm，顶端 5 深裂。浆果球形，成熟时红色。花期 7－8 月，果期 10－11 月。

分布与生境 全省均有分布。生于较阴湿的山坡林下、溪沟边和路边灌丛中。

药用部位及采集 全草入药。夏、秋季采收。

性味功能 性平，味苦、甘。清热解毒，祛风利湿，化痰止咳。

主治 湿热黄疸、感冒发热、风热头痛、牙痛、风湿关节痛、各种感

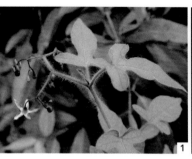
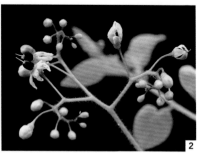

1 花枝
2 花序

染性炎症等。

验方精选

1. 湿热黄疸：鲜草 60 ~ 90g，水煎服；或配茵陈 30 ~ 60g；或配黄柏、栀子各 9g，糖适量、水煎服。

2. 血吸虫病引起的黄疸：每日服鲜全草 30 ~ 60g（干品 24 ~ 45g），水煎，连服 10 ~ 20 日。

3. 感冒发热、风热头痛、牙痛：全草 9 ~ 15g 水煎、或冲蜂蜜服。热重者加白茅根水煎服，一日 2 次。或白毛藤、一枝黄花各 30g，水煎服，每日 1 剂。

4. 阴道炎：鲜全草 60 ~ 120g 水煎服，连服 3 ~ 7 天。

5. 关节风湿痛：根 120g，猪蹄 1 个，炖熟，肉汤同食，分 3 次当天吃完；或用黄酒适量浸 7 日，每晚临睡前饮 1 杯，7 日服完。

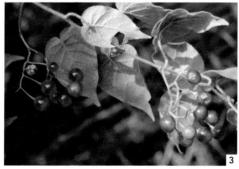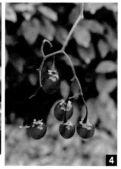

3-4 果实

79. 沙氏鹿茸草

别名：千年霜、满山白、绵毛鹿茸草

Monochasma savatieri Franch. ex Maxim.

形志 多年生草本，高达 30cm。全株有白色绵毛，茎丛生。叶对生或 3 叶轮生，较密集，节间很短；基部叶片鳞片状，长 3～5mm，向上成狭披针形，长 1～2.5cm，宽 2～3mm，顶端急尖，基部渐狭，多少下延于茎并成狭翅。花单生于茎顶部的叶腋，呈顶生总状花序状；花唇形，淡紫红色或粉白色，长 2～2.5cm。蒴果长圆形。花、果期 4－7 月。

分布与生境 全省均有分布。生于向阳处山坡、岩石旁及松林下。

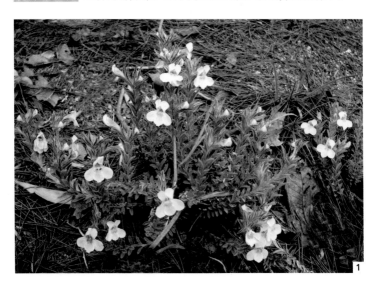

1 花期植株

药用部位及采集 全草入药（作鹿茸草药材）。3～6月采收。

性味功能 性平，味苦。凉血，止血，解毒。

主治 外感咳嗽、咳血、小儿高热惊风、乳痈、多发性疔肿等。

验方精选

1. 吐血：全草60g、麦冬15g、川贝母6g，水煎服，白糖为引，每日1剂。
2. 小儿高热惊风：全草30g，水煎，冲白糖或蜜糖服，一日数次。
3. 乳痈：鲜全草30g，甜酒糟适量，捣汁每日3次服，药渣捣敷。
4. 水泻、咳嗽：全草9～15g，水煎服。
5. 血管瘤：全草15g，栀子根15g，板蓝根9g，水煎服。

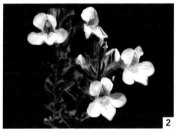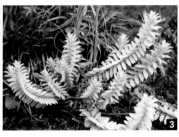

2 花
3 营养期

80. 凌霄

别名：倒挂金钟、紫霄花、紫葳

Campsis grandiflora (Thunb) Schum.

形态 落叶攀缘藤本。茎木质，常具气生根。叶对生；奇数羽状复叶，小叶 7～9；小叶片卵形至卵状披针形，长 3～7cm，宽 1.5～3cm，顶端长渐尖，基部宽楔形，两侧不对称，边缘有粗锯齿，侧脉 6～7 对。大型疏散的圆锥花序顶生；花漏斗状钟形，长约 5cm，径约 7cm，橙红色，5 裂。蒴果长如豆荚。花期 6－8 月，果期 10－11 月。

分布与生境 全省均有分布。生在山坡林下、路边、溪坑边以及农舍的墙上。

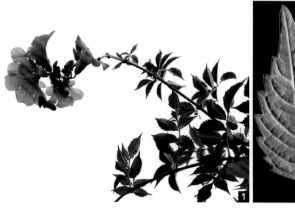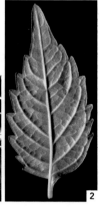

1 凌霄花枝
2 凌霄小叶背面

附注 美洲凌霄同等于凌霄入药，区别在于本种小叶 9～11 枚，叶片下面被毛；花萼裂片短。

药用部位及采集 干燥花（凌霄花）、根入药。夏、秋二季采收。

性味功能 花：性寒，味甘、酸。活血通经，凉血祛风。根：性凉，味苦。活血散瘀，解毒消肿。

主治 花：月经不调、经闭癥瘕、产后乳肿、风疹发红、皮肤瘙痒、痤疮。根：用于血热生风、身痒、风疹、腰脚不遂、痛风、风湿痹痛、跌打损伤。

验方精选

1. 关节行痹、半身不遂：干根 9 ~ 15g，水煎，冲黄酒、红糖，早、晚饭前分服。或配等量的抱石莲、络石藤、白英，水煎服。或干根 500g 浸于 2.5kg 烧酒中，密封 20 天，每天早、晚饭前服一小盏，分 30 天服完。
2. 全身风疹瘙痒：干花 3g，研末，黄酒送服。
3. 闭经：干花 3g，研末，黄酒送服，连服 2 天。

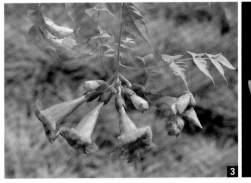
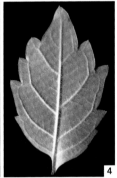

3 美洲凌霄花枝

4 美洲凌霄小叶背面

81. 爵床

别名：小青草、辣椒草、疳积药

Rostellularia procumbens (Linn.) Nees

形态 一年生匍匐或披散草本，高达50cm。茎通常具6棱，沿棱被倒生短毛，节稍膨大。叶对生；叶片椭圆形至椭圆状长圆形，长1.2~6cm，宽0.6~2cm，顶端急尖，基部楔形，全缘或微波状。穗状花序顶生或生于上部叶腋，圆柱状，长1~4cm；花冠二唇形，淡红色或紫红色，稀白色，长约7mm。蒴果线形，被疏柔毛。花期8-11月，果期10-11月。

分布与生境 全省均有分布。生于海拔100~850m的旷野草地、林下、路旁、水沟边较阴湿处。

药用部位及采集 全草入药。夏、秋季采收。

性味功能 性寒，味咸。清热散瘀，消疳明目。

主治 感冒发热、咳嗽、咽喉肿痛、目赤肿痛、疳积、湿热泻痢、疟

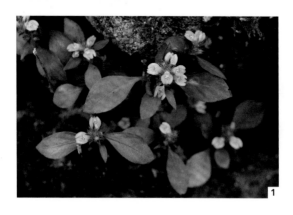

1 | 1 花期群落

疾、黄疸、浮肿、小便淋浊、筋骨疼痛、跌打损伤、痈疽疔疮、湿疹等。

验方精选

1. 疟疾：鲜全草 90g（干品 30g）加水 3 碗，煎成 1 碗，在疟疾发作前 3 ~ 4 小时服下，即可制止发作。

2. 小儿肾炎：鲜全草水煎服。1 ~ 5 岁 30 ~ 45g，10 岁以上 90g，一般连服 3 ~ 5 天即可，重者服 14 天。

3. 小儿疳积：鲜全草 30 ~ 45g，水煎服。

4. 疔疮：鲜全草捣烂，外敷患处。

5. 木蛇头（瘰疽）：鲜全草加盐少许捣烂，外敷患处。

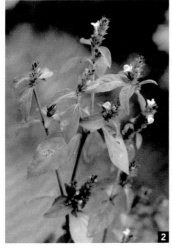
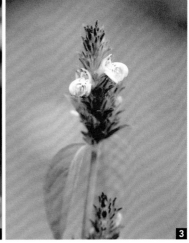

2 花期植株
3 花序

82. 白接骨

别名：接骨草、血见愁、猢狲接根

Asystasiella neesiana (Wall.) Lindau

形态 多年生草本，高达 1m。植株富含黏液，根状茎竹节状；茎略呈四棱形，节稍膨大。叶对生；叶片椭圆形或长椭圆形，长 3～16cm，宽 1.5～6.5cm，顶端渐尖至尾尖，基部渐狭而下延，两面有凸点状钟乳体。总状花序顶生，长达 20cm，花单生或双生；花漏斗状，长约 3cm，淡红紫色。蒴果棍棒形，长约 2.5cm。花期 7－10 月，果期 8－11 月。

分布与生境 全省均有分布。生于阴湿的山坡林下、溪边石缝、路边草丛及田畔。

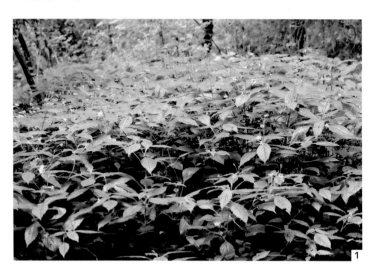

| 1 花期群落

药用部位及采集 根茎或全草入药。夏、秋季采收。

性味功能 性平，味甘、淡。清热解毒。

主治 吐血、便血、外伤出血、扭伤、疖肿、咽喉肿痛等。

验方精选

1. 外伤出血：根茎或
全草捣烂外敷。

2. 扭伤：根茎、黄栀
子、麦粉各等量，
加食盐捣烂，包敷
伤处。或根，加蒟
蒻根等量，捣烂外
敷，每天换药 1 次。

3. 断指再植：鲜全草
加食盐捣烂外敷，
再包扎固定。每日
换药 1 次。

4. 疖肿、下肢溃疡：
全草加适量白糖，
捣烂外敷。

5. 咽喉肿痛：根茎、
野玄参各 30g，用木
器捣烂，绞汁漱喉
咽服，连服 2～3 次。

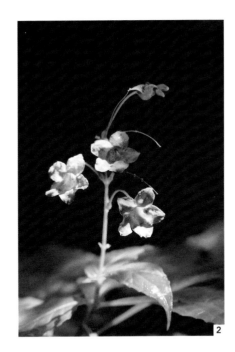

| **2** 花序

83. 车前

别名：蛤蟆草、车前草

Plantago asiatica Linn.

形态 多年生草本，高达60cm。全体光滑或稍有短毛，根状茎短而肥厚，着生多数须根。基生叶外展；叶片卵形至宽卵形，长4~12cm，宽4~9cm，顶端钝，基部楔形，全缘或有波状浅齿；叶柄长达4cm，基部膨大。穗状花序排列不紧密，长20~30cm；花绿白色。

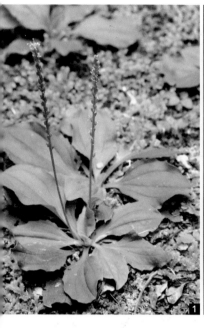
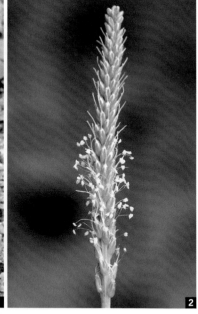

1 花期植株
2 花序

蒴果椭圆形，近中部开裂，基部有不脱落的花萼。种子 6～8 粒，卵状椭圆形。花、果期 4－8 月。

分布与生境 全省均有分布。生于圃地、荒地或路旁草地。

药用部位及采集 种子入药（车前子），全草入药（车前草）。种子：夏、秋两季采收；全草：夏季采挖。

性味功能 车前子：性寒、味甘。清热利尿，明目，祛痰。车前草：性寒、味甘。清热利尿通淋，祛痰，凉血，解毒。

主治 车前子：热淋涩痛，水肿胀满，暑湿泄泻，目赤肿痛，痰热咳嗽。车前草：热淋涩痛，水肿尿少，暑湿泄泻，痰热咳嗽，吐血衄血，痈肿疮毒。

验方精选

1. 水肿、小便不通：鲜全草 30g、或车前子 9～12g，水煎服。或鲜全草加鲜马蹄金各等量、蒜瓣 1 个、烧酒少许，共捣烂，供热敷脐上，待小便量多时即去药；或全草 9g，加一枝黄花、黄毛耳草、益母草全草各 9g，水煎服。

2. 急、慢性支气管炎：全草 15～21g，水煎服。或全草 15g，加甘草 6g，水煎服。

3. 中暑腹泻：鲜全草 30g，水煎服。

4. 小儿单纯性消化不良腹泻：车前子炒焦，研成细末，吞服。1 岁以内服 0.45g，1～2 岁 0.9g 左右，年龄稍大可酌量增加。

5. 尿路感染：鲜全草 30g，加萹蓄全草 15～30g，水煎服。

84. 金毛耳草

别名：黄毛耳草、落地蜈蚣草、山蜈蚣

Hedyotis chrysotricha (Palib.) Merr.

形态 多年生匍匐草本。全体被金黄色或灰白色柔毛。叶对生；叶片薄纸质，椭圆形或卵形，长 1～2.4cm，宽 0.6～1.5cm，顶端急尖，基部圆形，边缘全缘，具缘毛，侧脉 2～3 对，在上面略平坦或凹陷，下面隆起；托叶合生，顶端齿裂。花 1～3 朵生于叶腋；花漏斗状，淡紫色或白色，长 5～6mm，4 裂。蒴果球形，直径约 2mm，被长柔毛。花期 6－8 月，果期 7－9 月。

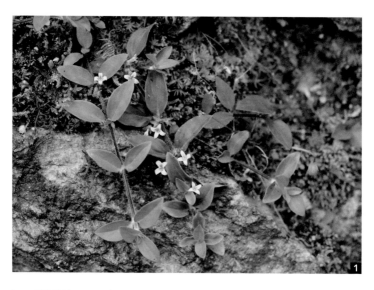

| 1 花期植株

分布与生境 全省均有分布。生于山坡、谷地、路边的草丛中及田边。

药用部位及采集 全草入药（作金毛耳草药材）。全年可采。

性味功能 性平，味辛、苦。清热利湿。

主治 暑热泄泻、湿热黄疸、急性肾炎、白带等。

验方精选

1. 暑热泻痢：鲜草 30g、铁苋菜 30g，水煎，饭前分 3 次服。
2. 小儿急性肾炎：鲜全草水煎加红糖服。2 ~ 3 岁，24 ~ 30g，4 ~ 6 岁，30 ~ 45g；7 ~ 10 岁，45 ~ 60g；10 岁以上者，60 ~ 75g。以上均为一日量，分 3 次服。

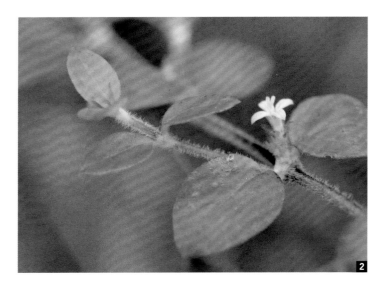

2 花枝

85. 蛇根草

别名：日本蛇根草、四季花、雪里开花

Ophiorrhiza japonica Bl.

形态 多年生草本，高达 40cm。茎自立或基部伏卧，密被锈色曲柔毛，幼枝具棱。叶对生；叶片膜质，卵形、卵状椭圆形或椭圆形，长 2.5～8cm，宽 1.3～3cm，顶端急尖，基部楔形至近圆形，全缘；叶柄长 1～2.5cm，密被曲柔毛。聚伞花序顶生，二歧分枝；花白色，漏斗状，长 1～1.5cm。蒴果菱形，长 3～4mm，宽 7～10mm。花期 11 月至次年 5 月，果期 4-6 月。

分布与生境 全省山区广布。生于海拔 150～1300m 的山坡谷地及溪边路旁的林下阴湿地或岩石上。

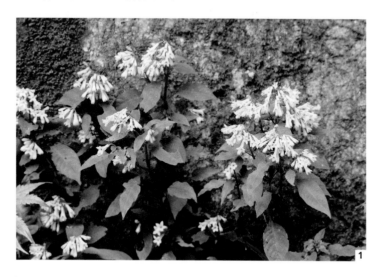

| 1 花期群落

药用部位及采集 全草入药（作蛇根草药材）。7 – 10 月采收。

性味功能 性平，味淡。活血，散瘀。

主治 咳嗽、劳伤吐血、大便下血、妇女痛经、月经不调、筋骨疼痛、扭挫伤。

验方精选

1. 劳伤咳血：全草、杏香兔儿风、抱石莲各 15g，水煎冲白糖服，每天 1 次。

2. 伤筋和扭伤脱臼：全草 30g，水煎冲黄酒服，另取部分加醋共捣烂外敷。

3. 流火：全草、珍珠菜各 15g，水煎服。

4. 月经不调：全草 24g，水煎服。

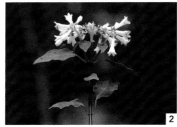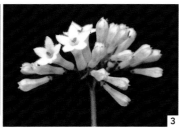

2 花枝

3 花序

86. 东南茜草

别名：过山龙、地苏木、染蛋草

Rubia argyi (Lévl. et Vant.) Hara ex Lauener et D. K. Ferguson

形态 多年生攀缘草本。根圆柱形，紫红色或橙红色。茎具4棱，棱上有倒生小刺。叶通常4~6片轮生；叶片纸质，三角状卵形或狭卵形，长2~7cm，宽1~4.5cm，顶端渐尖，基部心形，边缘具倒生小刺，基出脉通常5条。圆锥状聚伞花序腋生或顶生；花黄绿色。果球形，成熟时黑色。花期7-9月，果期9-11月。

分布与生境 全省均有分布。生于海拔80~1450m的山坡路边及溪边林下灌丛中。

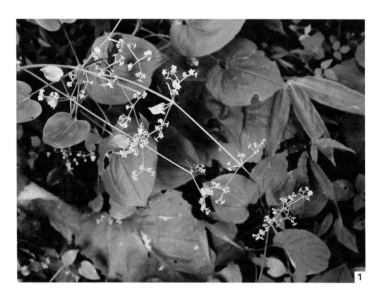

| 1 花期植株

药用部位及采集 根及根茎（茜草）入药；或地上部分入药。春、秋二季采挖。

性味功能 根及根茎：性寒，味苦。凉血，祛瘀，止血，通经。地上部分：性凉，味苦。止血，行瘀。

主治 根及根茎：吐血、衄血、崩漏、外伤出血、瘀阻经闭、关节痹痛、跌扑肿痛；地上部分：吐血、血崩、跌打损伤、风痹、腰痛、痈毒、疔肿。

验方精选

1. 闭经：干根 30g，水煎冲黄酒服。
2. 鼻衄、月经过多：干根 6～9g，水煎服，连服 3 日。
3. 睾丸跌伤：干根 9g，加黄酒适量煎，冲白糖服。
4. 风湿痛：干根 150g，烧酒 500g 浸 10 日（密闭），分 10 日服完，或配其他祛风湿药一起酒浸疗效更好。

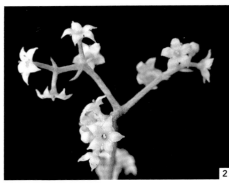
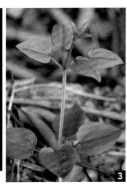

2 花序

3 叶

87. 六月雪

茜草科

别名：白马骨、鸡骨柴、满天星

Serissa japonica (Thunb.) Thunb. Nov. Gen

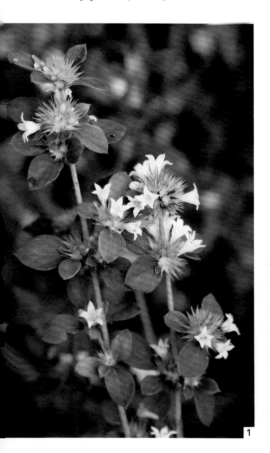

1

形态 常绿小灌木，高达50cm。小枝灰白色，幼枝被短柔毛。叶对生；叶片坚纸质，狭椭圆形或狭椭圆状倒卵形，长6~15mm，宽2~6mm，顶端急尖，有小尖头，基部楔形，全缘，略反卷，叶脉在两面均凸起；叶柄极短；托叶顶端分裂成刺毛状。花单生或数朵簇生，白色而带红紫色，长1~1.5cm，顶端1~6裂。果小，球形。花期5-6月，果期7-8月。

分布与生境 产温州、台州、衢州、丽水。生于海拔100~770m的山坡谷地及溪边路旁林下或岩石上。

| 1 花枝

药用部位及采集 地上部分入药（作六月雪入药）。全年可采。

性味功能 性凉，味苦、辛。活血利湿，健脾。

主治 肝炎、肠炎、腹泻、小儿疳积等。

验方精选

1. 肝炎：全草60g，过路黄30g，水煎服。

2. 明目退翳：根60～90g，鸡蛋数个，煮熟，捣碎蛋壳，慢火煮2小时，分数次取食鸡蛋。

3. 白带过多、经闭：根250g，水煎，加黄酒60～120ml，炖鸡或猪肉，去药渣，喝汤吃肉。

4. 骨蒸劳热、小儿疳积：全草30～60g。水煎服。

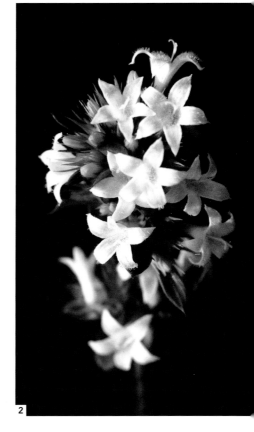

2

2 花序

175

88. 忍冬

别名：金银花、忍冬藤、忍冬花

Lonicera japonica Thunb.

形态 半常绿木质藤本。茎皮条状剥落，多分枝；幼枝暗红褐色，密被黄褐色开展糙毛。叶对生；叶片纸质，卵形至长圆状卵形，长 3～5cm，宽 1.5～3.5cm，边缘具缘毛，两面均密被短柔毛；叶柄长 4～8mm，被毛。花双生，总花梗常单生于小枝上部叶腋，苞片叶状；花唇形，白色，后变黄色，长 2～6cm。果圆球形，熟时蓝黑色。花期 4－6 月，果期 10－11 月。

分布与生境 全省均有分布；亦常栽培。多生于山区、丘陵的灌丛中，山坡岩石上、山麓及沿海山沟中、山涧阴湿处。

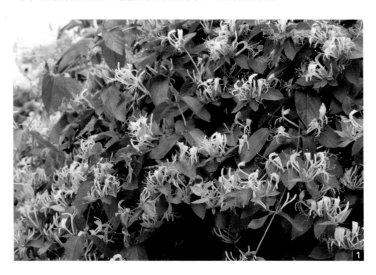

1 花期植株

药用部位及采集 花蕾或待初开的花（金银花）；茎枝、叶入药（忍冬藤）。花蕾及花：夏初花开放前采收；茎枝、叶：秋、冬季割取。

性味功能 性寒，味甘。茎枝、叶：清热解毒，疏风通络。花：清热解毒，疏散风热。

主治 茎枝：用于温病发热，热毒血痢，痈肿疮疡，风湿热痹，关节红肿热痛等。花：用于痈肿疔疮，喉痹，丹毒，热毒血痢，风热感冒，温病发热等。

验方精选

1. 预防小儿生疖子：花 9g、甘草 15g，泡开水，在端午前代茶饮，连服 7 天。
2. 红白痢疾：花 120g，研细末，每次服 18g，加红糖或白糖开水冲服，每日 3 次，饭前服。
3. 牙龈肿痛：花 9～15g，水煎，冲白糖，早、晚饭前各服 1 次。
4. 肿毒：藤、叶 15～20g，水煎浓汁服。

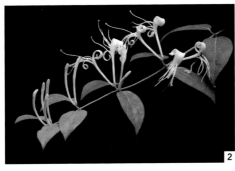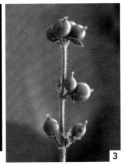

2 花枝

3 果实

89. 接骨草

别名：陆英、蒴藋、落得打

Sambucus chinensis Lindl.

形态 多年生草本或亚灌木，高达 3m。茎圆柱形，具紫褐色棱条，髓白色。奇数羽状复叶对生，有小叶 3～9；侧生小叶椭圆状披针形，长 5～17cm，宽 2.5～6cm，基部偏斜，边缘具细密的锐锯齿。复伞形花序大而疏散，顶生；不孕花变成黄色杯状腺体；可孕性花小，白色或略带黄色。果近圆形，直径 3～5mm，熟时橙黄色至红色。花期 6－8 月，果期 8－10 月。

分布与生境 全省均有分布。生于路旁、林缘、溪边及村庄农舍附近。

药用部位及采集 茎叶入药（作接骨草入药）。夏、秋季采收。

性味功能 性平，味甘、微苦。疏肝健脾，活血化瘀，利尿消肿。

主治 风湿痹痛，中风偏枯，水肿，黄疸，癥积，痢疾，跌打损伤，产后恶露不行，风疹，丹毒，疥癞，扁桃体炎，乳痈等。

验方精选

1. 跌打损伤：鲜根 60g（干品用 15g），伤在上半身加活血丹 6～9g，伤在下半身加牛膝 6～9g，水煎服；或者研细末，每天早、晚饭后用黄

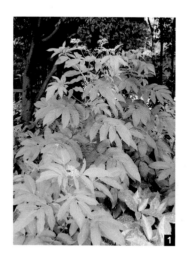

1 花期植株

酒吞服 0.9 ~ 1.2g。

2. 打伤吐血：根 9g，侧柏叶 9g，地榆 12g，水煎服。

3. 风疹：鲜根 30 ~ 60g，加黄酒和水煎服，并外涂患处。

4. 关节脱臼：鲜根皮捣烂，包贴患处。

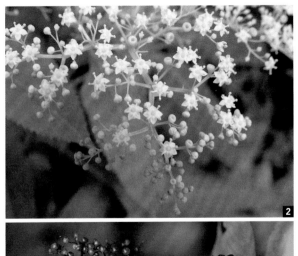

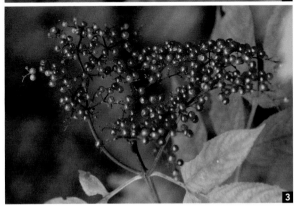

2 花序
3 果序

90. 绞股蓝

别名：七叶胆、小叶五爪龙、软梗五爪金龙

Gynostemma pentaphyllum (Thunb.) Makino

形态 多年生草质攀缘植物。茎细长，有分枝。卷须常 2 歧或不分叉。叶鸟足状，通常由 5～7 小叶组成；小叶片卵状长圆形或披针形，中央小叶长 3～12cm，宽 1.5～3cm，侧生小叶较小，边缘有锯齿，两面均疏被短硬毛。花单性异株；圆锥花序长达 20cm；花小，淡绿色或白色，径约 3mm。果球形，直径 5～6mm，成熟后黑色。花期 7 - 9 月，果期 9 - 10 月。

分布与生境 全省山区、半山区均有分布。生于山坡疏林、灌丛中或路旁草丛中。

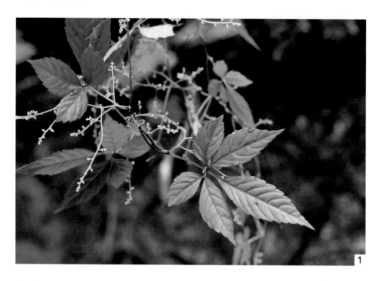

| 1 花期植株

药用部位及采集 全草入药（作绞股蓝入药）。夏、秋季采收。

性味功能 性寒，味苦。清热解毒，止咳祛痰，镇静安眠，降血脂。

主治 慢性支气管炎、肝炎、胃十二指肠溃疡、动脉硬化、白发、偏头痛等。

验方精选

1. 慢性支气管炎：绞股蓝晒干研粉，每次 3 ~ 6g，吞服，每日 3 次。
2. 劳伤虚损，遗精：绞股蓝 15 ~ 30g，水煎服，每日 1 剂。
3. 白细胞减少症：绞股蓝 30 ~ 40g，鸡血藤、女贞子各 30g，补骨脂 15g，水煎服，每日 1 剂。

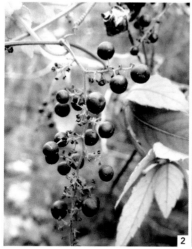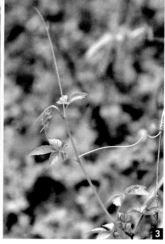

2 果实

3 叶和卷须

91. 羊乳

别名：山海螺、四叶参

Codonopsis lanceolata (Sieb. et Zucc.) Trautv.

形态 多年生草质藤本，全株无毛，具乳汁。根倒卵状纺锤形，长达 15cm。茎长达 1m。叶在主茎上互生，在分枝上通常 3～4 轮生；叶片披针形至椭圆形，长 3～10cm，宽 1.5～4cm，通常全缘或有疏波状锯齿。花单生或对生于枝顶；花冠宽钟状，长 2～4cm，5 浅裂，裂片三角形，反卷，外面黄绿色或乳白色，内有紫色斑。蒴果半球状，直径 2～2.5cm。花期 8－10 月，果期 10－12 月。

分布与生境 全省均有分布。生于山地灌木林下阴湿处。

药用部位及采集 根入药（作羊乳入药）。夏、秋季采收。

性味功能 性平，味甘。润肺祛痰，解毒排脓，补中益气。

主治 肺脓疡、咳嗽、产后缺乳、病后体虚，毒蛇咬伤等。

验方精选

1. 肺痈（肺脓疡）：鲜根 120g、冬瓜子 60g、米仁（薏苡仁）30g、芦根 60g、桔梗 6g、野菊花 12g、金银花 9g、甘草 6g，水煎服，连服数日，疗效很好。

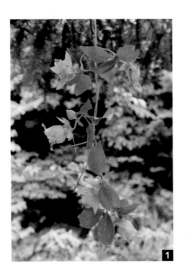

1 花枝

2. 乳水不足: 鲜根 120g, 猪蹄共炖熟, 汤肉同食, 连服 1~2 剂即见效。

3. 各种痈疽肿毒恶疮及乳痈、瘰疬: 鲜根 120g, 水煎服, 连服 3~7 日。同时用龙胆草适量, 加水捣烂外敷。

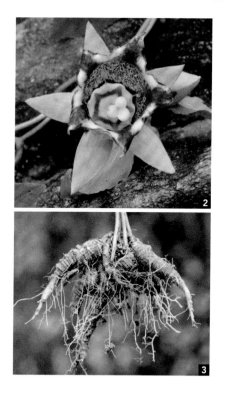

2 花
3 根

92. 半边莲

桔 梗 科

别名：半边花、细米草、蛇舌草

Lobelia chinensis Lour.

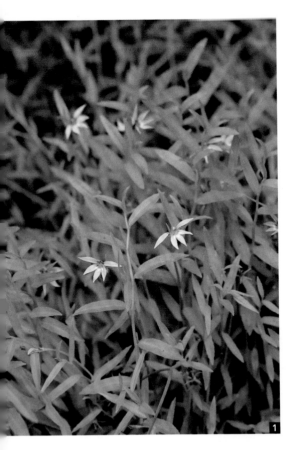

形态 多年生矮小草本，高10 20cm，全体有乳汁。茎细弱，常匍匐，节上生根，多分枝。叶互生；叶片长圆状披针形或线形，长8～20mm，宽3～7mm，顶端急尖，基部圆形至宽楔形，全缘或顶部有波状小齿。花单生叶腋，花梗细，常超出叶外；花冠粉红色或白色，5裂片偏向于一侧。果倒圆锥状，长约6mm。花、果期4－5月。

1 花期群落

分布与生境 产全省各地。生于潮湿的路边、水田边、沟河边及潮湿草地上。

药用部位及采集 全草入药（半边莲）。夏季采收。

性味功能 性平，味辛。清热解毒，利尿消肿。

主治 痈肿疔疮，蛇虫咬伤，鼓胀水肿，湿热黄疸，湿疹湿疮等。

验方精选

1. 漆疮发痒或流水不愈：鲜全草捣烂，取汁涂患处。

2. 风气痛：全草 60g，地耳草 60g，水煎服。

3. 黑泡疔：鲜全草 30～60g，捣汁服，用渣敷疮口周围，也可加硫黄少量同捣烂外敷。

4. 百日咳：全草 30g，煎汤，煮猪肺 1 个，喝汤吃肺。

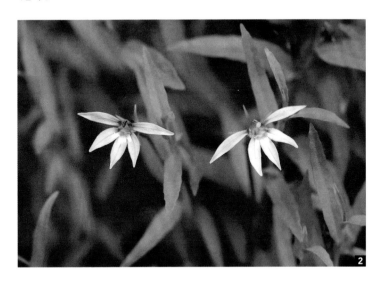

2 花

93. 奇蒿

别名：六月霜、刘寄奴、消饭花

Artemisia anomala S. Moore

形态 多年生草本，高60～120cm。茎直立，中部以上常分枝，被柔毛。下部叶片长圆形或卵状披针形，长7～11cm，宽3～4cm，顶端渐尖，基部渐狭成短柄，边缘有尖锯齿，上面有细毛，下面有蛛丝状毛；上部叶渐小。头状花序极多数，密集于花枝上，在茎枝顶排列呈大型的圆锥状；花白色。瘦果微小，长圆形。花、果期6－7月。

分布与生境 全省均有分布。生于林缘、路边、沟边、灌草丛中。

药用部位及采集 全草或根入药（作刘寄奴药材）。全草：夏、秋季采收；根：冬季采挖。

性味功能 性温，味苦。活血祛瘀，消胀止痛，解暑止泻。

主治 月经不畅、跌打损伤、暑热泄泻、食积不消、腹痛胀满、月经不调。

验方精选

1. 月经不调、挫伤血肿：全草15～30g，水煎，黄酒冲服。
2. 消化不良：全草15g，石菖蒲根茎、山楂、红木香各9g，徐长卿6g，桂皮2.4g，水煎服。

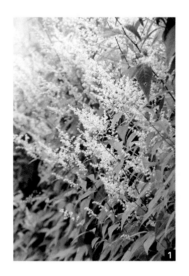

| 1　花期群落

186

3. 中暑：根或全草 15～30g，水煎服。或花穗 9g、红木香（长梗南五味子藤）15g、青木香 9g，水煎服。

4. 气管炎：根 60g，鸡蛋数个，水煎至蛋微熟，去蛋壳，再煎至蛋黄发黑，吃蛋喝汤。

5. 溃疡病出血：根（干）、白茅根各 30g，水煎服。

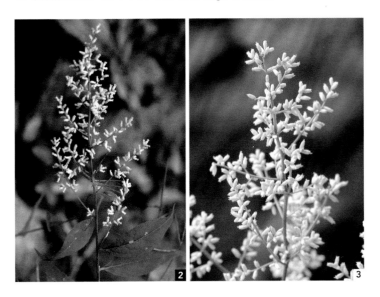

2　花期植株

3　花序

94. 艾

别名：艾叶、青蓬头、野艾

Artemisia argyi Lévl. et Van.

形态 多年生草本，高达 1.5m。茎被白色绵毛，上部有分枝。叶互生；基部叶在花期枯萎；中下部叶片广宽，3～5 羽状浅裂或深裂，裂片椭圆形或披针形，边缘具不规则牙齿，上面散生白色小腺点和绵毛，下面被灰白色绒毛；上部叶片卵状披针形，3 深裂至全裂。头

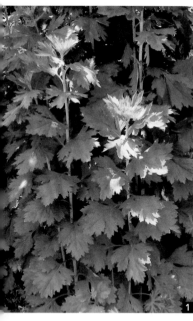

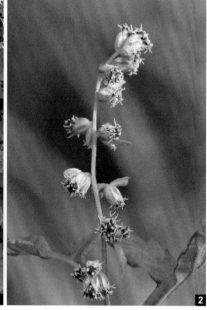

1　苗期

2　花序

状花序多数，在茎枝端排列呈总状或圆锥状；花白色带紫色。瘦果椭圆形，长约 8mm。花、果期 8－11 月。

分布与生境 产于杭州、台州、丽水、温州，各地常见栽培。生于山坡、路旁及草地。

药用部位及采集 叶入药（艾叶）；全草入药。叶：夏季花未开时采摘；全草：全年可采。

性味功能 性温，味苦、辛。温经止血，散寒止痛；外用祛湿止痒。

主治 吐血，衄血，崩漏，月经过多，胎漏下血，少腹冷痛，经寒不调，宫冷不孕；外治皮肤瘙痒。

验方精选

1. 鼻旁窦炎（脑漏）：叶晒干，以手搓软，当烟吸，连用两周为 1 疗程。
2. 慢性咳嗽：叶 30g，加老酒、红糖适量，煎煮，于每日临睡前服 1 次。
3. 产后腹痛：叶 30g，水煎，冲红糖服。或加益母草 12g，水煎服。
4. 脚癣：鲜叶煎汤外洗。
5. 小儿慢性腹泻：取鲜叶搓热，敷于脐孔，硬纸板压住，再用阔腰带固定，每天 1 次。

95. 杏香兔儿风

菊　科

别名：一枝香、金边兔耳草、兔耳风

Ainsliaea fragrans Champ.

形态 多年生草本，高达 60cm。茎直立，密被棕色长毛，小分枝。叶基生，5~6 片；叶片卵状长圆形，长 3~10cm，宽 2~6cm，顶端圆钝，基部心形，全缘，少有疏短刺状齿，上面绿色，无毛或疏被毛，下面有时紫红色，被棕色长柔毛。头状花序多数，具短梗，排列呈总状；花全为管状，白色，稍有杏仁气味。瘦果倒披针状长圆形，冠毛羽毛状。花、果期 8-10 月。

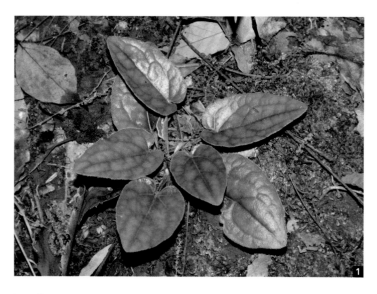

| 1 苗

190

分布与生境 全省山区、半山区均有分布。生于山坡林下、溪沟边、阴湿的草丛中。

药用部位及采集 全草入药（作杏香兔儿风入药）。夏、秋季采收。

性味功能 性寒，味甘、淡。清肺解毒，散结止血。

主治 肺病吐血、支气管扩张咳血、疮疡肿毒、乳腺炎、急性骨髓炎等。

验方精选

1. 肺病吐血：鲜全草 90～120g，水煎，冲白糖，早、晚饭后各服 1 次。忌食酸辣和酒。
2. 小儿疳积：全草 9g，水煎服。
3. 无名肿毒：鲜全草捣烂外敷。
4. 水肿：鲜根加食盐捣烂，敷在肚脐上。
5. 口腔炎：全草 60～90g，水煎服。

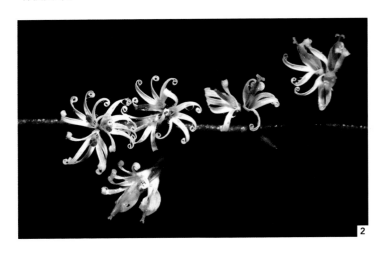

2 花序

96. 黄花蒿

别名：青蒿、细花蒿、臭蒿

Artemisia annua Linn.

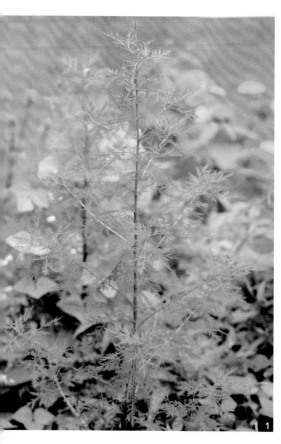

1　苗期

形态 一年生草本，高达 1.2m。植株具特殊气味。茎直立，中部以上多分枝，无毛。基部及下部叶花期枯萎，中部叶片卵形，长 4～5cm，宽 2～4cm，2～3 回羽状深裂，叶轴两侧具狭翅，小裂片细而短；上部叶小，通常一回羽状细裂。头状花序球形，淡黄色，径约 2mm，排成一带叶的圆锥花丛。瘦果椭圆形，光滑，无冠毛。花、果期 8 - 10 月。

分布与生境 全省均有分布。生于山坡、路边及荒地。

药用部位及采集 全草入药（青蒿）。秋季花盛开时采收。

性味功能 性寒，味苦、辛。清虚热，除骨蒸，解暑热，截疟，退黄。

主治 温邪伤阴，夜热早凉，阴虚发热，骨蒸劳热，暑邪发热，疟疾寒热，湿热黄疸等。

验方精选

1. 暑热发痧、腹痛：鲜嫩叶 15～30g，或种子 15g，开水泡饮。
2. 热毒、止呕吐、预防感冒：全草 12～15g，水煎服。

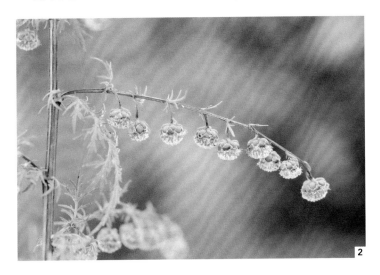

| **2** 花枝

97. 牡蒿

菊 科

别名：奶痂药、青蓬、齐头蒿

Artemisia japonica Thunb.

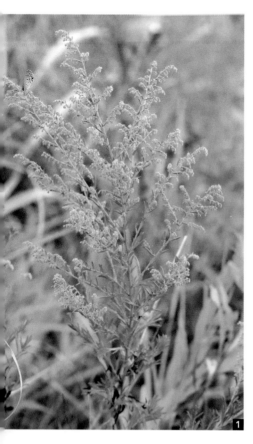

形态 多年生草本，高30 · 120cm。茎直立，基部木质化，被蛛丝状毛或近无毛。基部及茎中下部叶片匙形，长4~5cm，宽2~3cm，不裂或3~5深裂，顶端圆钝，基生叶无假托叶，茎生叶具1~2假托叶；茎上部叶线形或线状披针形。头状花序多数，黄色，排列呈圆锥状，具短梗。瘦果长圆形，无冠毛。花、果期8-11月。

分布与生境 全省均有分布。生于路边荒野、林缘、山坡。

药用部位及采集 全草入药（作牡蒿药材）。春、夏季采收。

1 花期植株

194

性味功能 性寒, 味苦、微甘。解表, 清热, 杀虫。

主治 感冒身热、劳伤咳嗽、小儿疳热、疟疾、口疮湿疹等。

验方精选

1. 风湿痹痛、头痛: 根 30g, 水煎服。

2. 寒湿浮肿: 根 30～60g, 用水 1 碗煎到半碗, 冲黄酒 60ml 饮服。

3. 疥疮、湿疹: 全草煎汤洗患处。

4. 喉蛾 (扁桃体炎): 鲜全草 30～60g, 切碎, 水煎服。

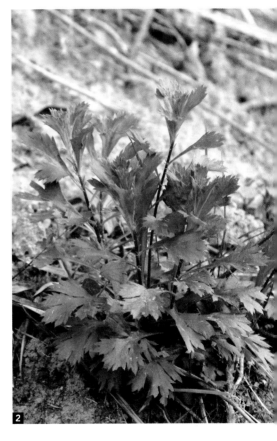

| 2 苗期

98. 鬼针草

别名：一包针、婆婆针、刺针草

Bidens pilosa Linn.

形态 一年生草本，高达 1m。茎钝四棱形，无毛或被稀疏柔毛。叶片通常 3 或 5～7 深裂至羽状复叶；小叶片卵形或卵状椭圆形，有锯齿或分裂，下部具长柄，向上逐渐变短。头状花序直径 8～9mm，具长梗；舌状花白色或黄色，1～4 朵，或无舌状花；管状花黄褐色。瘦果黑色，线状披针形，顶端芒刺 3～4 条。花、果期 8－11 月。

分布与生境 全省均有分布。生于山坡、山谷、溪边、路边、村旁及荒地的较潮湿处。

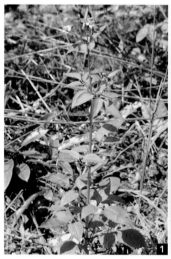
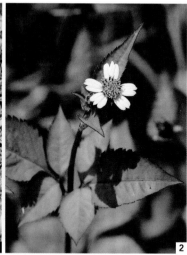

1 花期植株
2 花序

药用部位及采集 全草入药（作鬼针草入药）。秋季花后采收。

性味功能 性平，味苦。健脾止泻，清热解毒。

主治 消化不良、腹痛、泄泻、咽喉肿痛、痢疾、阑尾炎等。

验方精选

1. 虚劳、失力黄胖：鲜全草30g，紫金牛、龙牙草、六月雪各9~15g，水煎服，失力另加枣7个。崩漏、吐血者忌服。
2. 小儿疳积：全草15g，猪肝60~90g，加水一大碗，另用一包针的杆子横架在锅内，将猪肝放在上面蒸熟，先吃汤，后吃猪肝。
3. 腰痛：鲜全草150~180g，水煎取汁，加红枣250g，红糖，黄酒适量炖煮，2日服完。

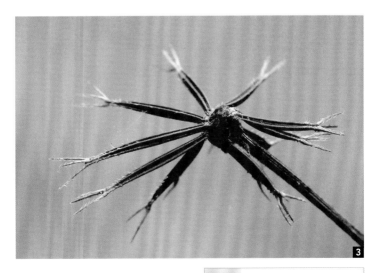

3

| 3 果实

附注 妇女行经期忌服。

99. 天名精

别名：野芥菜、鹤虱草、野烟

Carpesium abrotanoides Linn.

形态 多年生草本，高 30～100cm。茎圆柱状，下部木质，有明显的纵条纹，多分枝，二叉状。基生叶于开花前凋萎；茎下部叶片宽椭圆形或长椭圆形，长 8～16cm，宽 4～7cm，边缘具不规则的钝齿，下面密被短柔毛和腺点；茎上部叶片长椭圆形。头状花序多数，直径 5～10mm，近无梗，沿茎、枝一侧着生于叶腋；花全为管状，黄色。瘦果有纵沟，顶端具短喙。花、果期 6－10 月。

分布与生境 全省均有分布。生于路边荒地、村旁空旷地、溪边及林缘。

药用部位及采集 果实入药（鹤虱）；全草入药（作天名精入药）。果实：秋季采收；全草：春、夏和秋季采收。

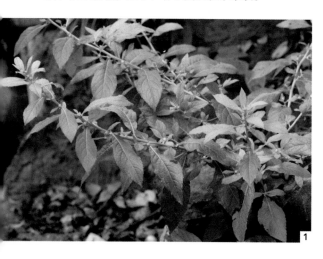

1 | 1 花期植株

性味功能 果实：性平，味苦、辛；有小毒。杀虫消积。全草：性寒，味甘；有小毒。催吐豁痰，清热解毒。

主治 果实：用于蛔虫病、蛲虫病、绦虫病、虫积腹痛、小儿疳积、清热化痰、疔疮肿毒、皮肤痒疹等。全草：用于咳嗽、痰喘、喉炎、气管炎、胸膜炎、肺炎、湿疹瘙痒、毒蛇咬伤等。

验方精选

1. 痰喘上壅、催吐顽痰：全草 9 ~ 15g，水煎服。

2. 驱除蛔虫、绦虫及蛲虫：果实（鹤虱）6 ~ 9g（小儿减半），水煎，空腹服；或炒熟研末，每服 0.9 ~ 1.5g，猪肉汤调服。

3. 疟疾：全草 60g，龙牙草 18g，爵床 15g，水煎，早、晚饭前各服1 次。

4. 喉痹肿痛：鲜全草捣烂，取汁含漱。

5. 无名肿毒、恶疮：鲜全草捣汁 1 小杯饮服，渣外敷患处。

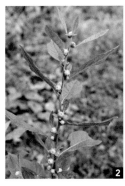 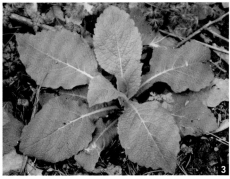

2 花枝
3 幼苗

100. 野菊

菊　科

别名：野菊花、黄菊花、山菊花

Dendranthema indicum (L.) Des Moul.

形态 多年生草本，高 25～90cm。茎基部常匍匐，上部分枝，被细柔毛。叶互生；茎基部和下部的叶花期凋落；中部叶片卵形或长圆状卵形，长 3～9cm，宽 1.5～3cm，羽状深裂，裂片边缘浅裂或有锯齿，上部叶片渐小；假托叶有锯齿。头状花序直径 1.5～2.5cm，在枝端排成伞房状圆锥花序；花黄色。瘦果倒卵形，稍扁压，有光泽，具数条纵细肋，无冠毛。花、果期 9－11 月。

分布与生境 全省均有分布。生于路旁、旷野、山坡。

药用部位及采集 全草及头状花序入药（野菊花）。秋、冬季花初开放时采摘。

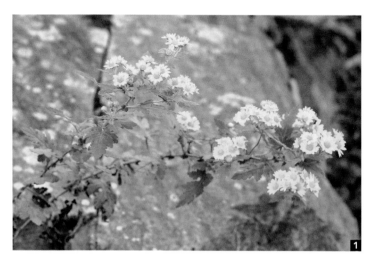

| 1 花期植株

性味功能 性寒，味苦、辛。清热解毒，泻火平肝。

主治 疔疮痈肿，目赤肿痛，头痛眩晕等。

验方精选

1. 痈疽疔毒：鲜全草，鲜犁头草等量，同捣烂，放锅上蒸过，外敷用，并取花 9 ~ 12g，水煎内服，1 日数次。
2. 流火丹毒：花 9 ~ 15g，1 日数剂，水煎服；并取鲜叶捣烂，敷伤处。
3. 头风痛、肠炎、腹痛：花 15g 或根 60 ~ 90g，加马鞭草 15 ~ 18g，水煎，冲白糖，早、晚饭后各服 1 次。
4. 感冒：花 3 ~ 6g，开水泡代茶饮。
5. 黄水疮、脚上湿气：花 15 ~ 30g，煎汤洗。

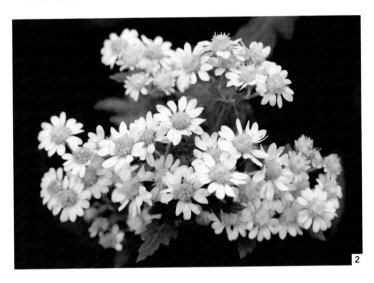

2

2 花序

101. 鳢肠

别名：墨旱莲、墨斗草、乌心草

Eclipta prostrata (Linn.) Linn.

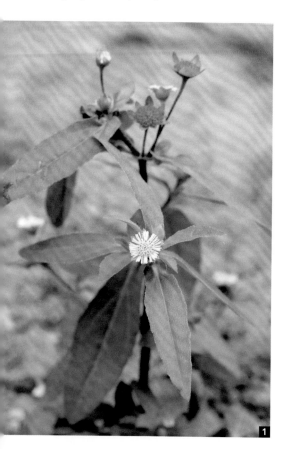

1　花期植株

形态 一年生草本，高达 50cm。全株干后常变黑色。茎自基部分枝，被糙硬毛。叶对生；叶片长圆状披针形或线状披针形，长 3～10cm，宽 5～15mm，顶端渐尖，基部楔形，全缘或有细齿，两面被密硬糙毛，基三出脉；无叶柄。头状花序 1～2 个腋生或顶生，直径 5～10mm；舌状花白色。瘦果三棱形，具小瘤状突起。花、果期 6－10 月。

分布与生境 全省均有分布。生于路旁草丛、田埂、沟边草地。

药用部位及采集 地上部分入药（墨旱莲）。花开时采收。

性味功能 性寒，味甘、酸。滋补肝肾，凉血止血。

主治 肝肾阴亏、牙齿松动、须发早白、眩晕耳鸣、腰膝酸软、阴虚血热吐血、尿血、血痢、外伤出血等。

验方精选

1. 刀伤出血：鲜全草捣烂外敷。

2. 肺出血、肠出血及内伤出血：鲜全草 30 ~ 60g，水煎调冰糖服，连服数日。

3. 疟疾：全草、干紫苏叶各 3g，研末，用纱布包裹 1 小粒，塞鼻孔，连塞 3 天，可制止疟疾发作。

4. 痢疾：鲜全草 30 ~ 60g，鲜凤尾蕨 30g，水煎冲蜂蜜服。

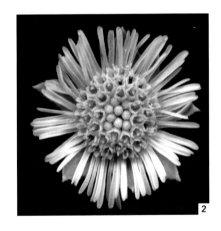

2

| 2 花序

102. 蓟

别名：牛口刺、野红花、刺芥菜、大蓟

Cirsium japonicum Fisch. ex DC.

形态 多年生草本，高达1.5m，全体被多节长毛。块根纺锤状或萝卜状。基生叶花期存在，叶片卵形至倒卵状椭圆形，长8～22cm，宽2.5～10cm，羽状深裂，裂片5～6对，边缘有大小不等锯齿，齿端有针刺；茎生叶互生，基部心形抱茎。头状花序球形，顶生或腋生；花小，全为管状，紫色或淡蓝紫色。瘦果具不明显的5棱，冠毛羽毛状。花、果期6－9月。

分布与生境 全省均有分布。生于田边、荒地、旷野。

药用部位及采集 全草入药（大蓟）；根入药。全年可采。

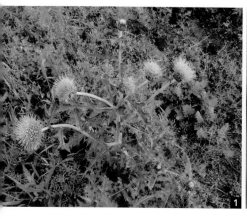
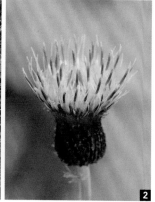

1 花期植株
2 花序

性味功能 性凉，味甘、苦。凉血止血，散瘀解毒消痈。

主治 衄血，吐血，尿血，便血，崩漏，外伤出血，痈肿疮毒等。

验方精选

1. 外伤出血：根研成极细粉末，敷患处。

2. 咯血、便血、鼻出血、血尿：鲜全草 60 ~ 90g（干品 15 ~ 24g），
   水煎服。

3. 烧伤、烫伤：鲜根捣烂绞汁于患处。或根研末，麻油调匀外敷，
   煮沸待凉成冻状，涂于患处。或根研末，麻油调匀外敷。

4. 乳腺炎、带状疱疹、疖肿：鲜根捣烂外敷，1 日 1 换。同时，鲜
   全草 60g，水煎服。

5. 乳糜尿：根 30g，水煎服。

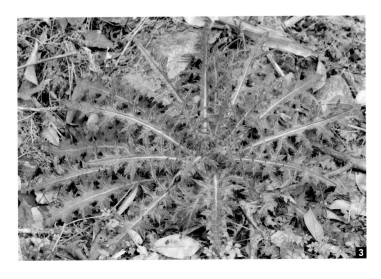

| 3 幼苗

103. 蒲公英

别名：黄花地丁、婆婆丁、奶汁草

Taraxacum mongolicum Hand.-Mazz.

形态 多年生草本，高达 30cm。叶基生，叶片宽倒卵状披针形或倒披针形，长 5～12cm，宽 1～2.5cm，羽状浅裂或倒向羽状深裂，顶生裂片较大，上面被蛛丝状柔毛。花茎与叶短或等长，果期伸长，密被蛛丝状长柔毛。头状花序直径约 3.5cm；花全为舌状，鲜黄色。瘦果有纵棱与横瘤，中部以上的横瘤有刺状突起，喙长约 8mm，冠毛刚毛状，白色。花、果期 4－6 月。

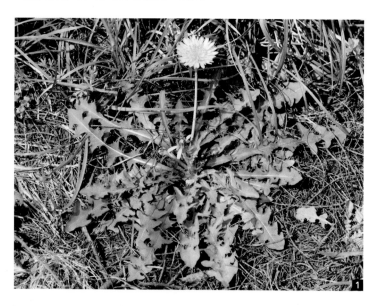

1　花期植株

分布与生境 全省均有分布。生于向阳山坡、路边、溪沟边、荒地及田埂上。

药用部位及采集 全草入药（蒲公英）。春至秋季花初开时采挖。

性味功能 性寒，味甘、苦。清热解毒，消肿散结。

主治 疔疮肿毒，乳痈，瘰疬，目赤，咽痛，肺痈，肠痈，湿热黄疸，热淋涩痛等。

验方精选

1. 上呼吸道感染、扁桃体炎：蒲公英水煎浓缩制成片剂，每片相当于生药1.5g，每次服4～8片，每6～8小时1次。

2. 流行性腮腺炎：鲜全草洗净，捣烂敷患处。

3. 乳腺炎，疖肿：鲜全草（连根）15～30g，加少量黄酒，水煎服。或加野菊花全草15g，水煎服。另用鲜全草捣烂，敷患处。

4. 胃溃疡、胃炎：全草（连根）24～30g，加鸡儿肠鲜根60g，红枣10粒，水煎服。

5. 慢性胃炎：全草15g，酒酿1食匙，水煎2次，混合，分3次饭后服。

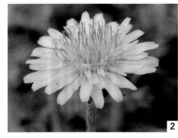

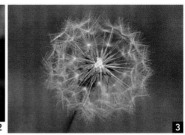

2 花序

3 果实

104. 千里光

菊　　科

别名：九里明、千里急、眼明草

Senecio scandens Buch.-Ham. ex D. Don

形态 多年生草本。茎通常攀缘状，曲折，长达 2m，多分枝。叶互生；叶片卵状披针形至长三角形，长 3～7cm，宽 1.5～4cm，顶端长渐尖，基部楔形至截形，边缘具不规则钝齿、波状齿或近全缘，有时下部具 1～2 对裂片。头状花序多数，在顶端排成复伞房状；花黄色。瘦果圆柱形，冠毛白色或污白色。花、果期 9－11 月。

分布与生境 全省均有分布。生于山坡、山沟、山脚、林下、灌丛、路边草丛。

药用部位及采集 全草入药（千里光）。全年采收。

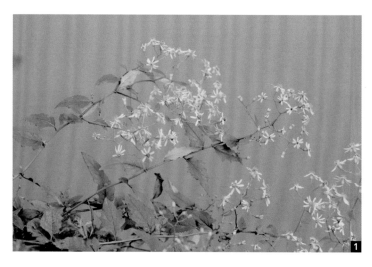

1　花期植株

性味功能 性寒，味苦。清热解毒，明目，利湿。

主治 痈肿疮毒、感冒发热、目赤肿痛、泄泻痢疾、皮肤湿疹等。

验方精选

1. 阴囊皮肤流水奇痒：全草捣烂，水煎去渣，再用文火煎成稠膏状，调蜡烛油（乌桕油），涂敷患处。

2. 皮肤湿疹瘙痒：鲜全草捣烂取汁外涂。

3. 疥疮、肿毒：全草水煎浓汁外敷；另取全草 30g，水煎服。

4. 眼睛迎风流泪（沙眼）：全草 60g，水煎服，另取全草用笋壳包裹，煨熟，捣汁，滴入眼中。

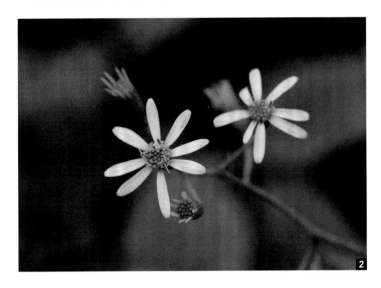

2 花序

105. 一枝黄花

别名：金锁匙、满山黄、黄花一枝香

Solidago decurrens Lour.

形态 多年生草本，高达70cm。茎分枝少，基部略带紫红色。叶片卵圆形、长圆形或披针形，长4~10cm，宽1.5~4cm，顶端急尖、渐尖或钝，基部楔形渐窄，边缘有锐锯齿；叶片向上渐变小，边缘近全缘。头状花序直径5~8mm，单1或2~4聚生于一腋生的短枝上，再排列呈总状或圆锥状；花黄色。瘦果圆筒形，有棱，冠毛粗糙，白色。花、果期9-11月。

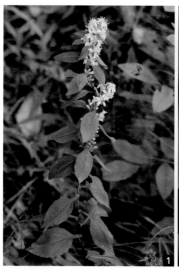 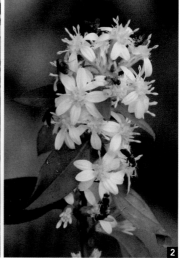

1 花期植株
2 花序

分布与生境 全省均有分布。生于山坡、草地、路旁、田野等较干燥的地方。

药用部位及采集 全草入药。秋季花果期采收。

性味功能 性凉，味辛、苦。清热解毒，疏散风热。

主治 喉痹、咽喉肿痛、乳蛾、疮疖肿毒、风热感冒等。

验方精选

1. 咽喉肿痛、单双蛾（扁桃体炎）：鲜根加烧酒少许捣烂，取汁含于口内，漱口，使痰涎流尽，即使咽喉闭塞，亦可畅通；另用鲜全草 30g，水煎服。

2. 毒蛇咬伤：干根 6g，研粉内服。另取鲜根捣烂，敷伤口及百会穴。

3. 伤风感冒：干全草 15g，水煎服。

4. 刀伤出血、乳痈、无名肿毒：鲜全草捣烂，敷患处，每日 1 换，另用鲜全草 30g，水煎服。

106. 苍耳

别名：苍耳子、野茄子、粘粘葵

Xanthium sibiricum Patrin ex Widder

形态 一年生草本，高约 1m。叶片三角状卵形或心形，长 4～9cm，宽 5～10cm，顶端钝，基部浅心形至阔心形，缘有不规则的粗锯齿或有 3～5 不明显浅裂，基出 3 脉，两面被糙伏毛；叶柄长 3～11cm。雄性的头状花序球形；雌性的头状花序椭圆形，总苞片 2 层，外层小，披针形，内层结合成囊状，宽卵形，在瘦果成熟时变坚硬，外面有疏生具钩的刺，刺长 1.5～2.5mm。瘦果 2，倒卵形。花、果期 8 – 11 月。

分布与生境 全省均有分布。生于山坡、路旁、田边、溪边、旷地及

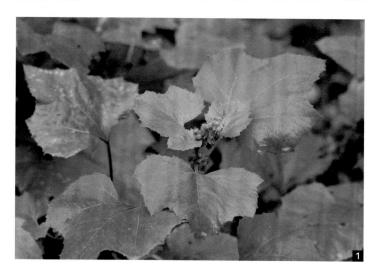

| 1 花期植株

屋宅边。

药用部位及采集 果实入药（苍耳子）；全草入药。果实：秋后成熟后采集；全草：夏季采集。

性味功能 苍耳子：性温，味辛、苦；有毒。散风寒，通鼻窍，祛风湿。苍耳草：性微寒，味苦、辛。祛风湿，止血，解毒。

主治 腮腺炎、鼻窦炎、风湿痛、风疹和遍身湿痒、顽固性湿疹、中耳炎、各种鼻炎、功能性子宫出血等。

验方精选

1. 腮腺炎：取子（儿童 6 ~ 18g，成人 30 ~ 45g），水煎服，连服数次，并取鲜叶捣烂外敷。

2. 鼻窦炎和中耳炎：取子 15g 或根 30g，水煎服。

3. 风湿痛：取全草 18 ~ 30g，水煎服。

4. 麻风：取子煎熬成膏，每次服 9g。

5. 风疹和遍身湿痒：取全草煎汤洗浴。

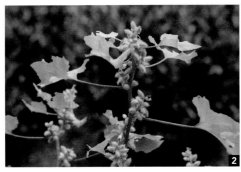
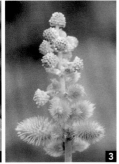

2 果期植株

3 花序

107. 淡竹叶

别名：淡竹草、尖头草子、竹叶麦冬

Lophatherum gracile Brongn.

形态 多年生草本，高达 1m。须根中部膨大呈纺锤形小块根。秆丛生，光滑，具 5～6 节。叶片似竹叶，披针形，长 5～20cm，宽 2～4cm。圆锥花序长 10～40cm；分枝斜升或开展；小穗在花序分枝上排列疏散，长 7～12mm，宽 1～2mm；颖顶端钝，通常具 5 脉；第 1 外稃长 6～7mm；不育外稃自下而狭小，顶端具长 1～2mm 的短芒。花、果期 6－10 月。

分布与生境 全省均有分布。生于山坡草丛、竹林、路边阴湿地。

药用部位及采集 干燥的地上部分（淡竹叶）。夏季未抽花穗时采收。

性味功能 性寒，味甘、淡。清热泻火，除烦止渴，利尿通淋。

主治 热病烦渴、小便短赤涩痛、口舌生疮等。

验方精选

1. 热病烦渴：全草 30g，葛根 15g，水煎服。
2. 口腔炎、牙周炎、扁桃体炎：全草 30～60g，犁头草、夏枯草各 15g，薄荷 9g，水煎服。

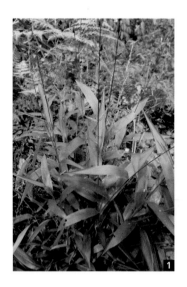

1 花期植株

3. 尿路感染、血尿：根 30 ~ 60g，海金沙全草、凤尾草各 30g，水煎服。湿热重者加南天竹根 15g。

4. 肺结核潮热：全草、青蒿各 15g，地骨皮 30g，水煎服，连服 1 ~ 2周。此方使用数十例，疗效显著。

5. 盗汗：叶、玉米须 15g，瘪桃干四枚，水煎服。

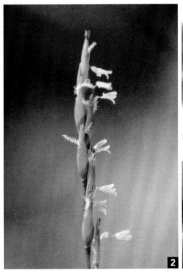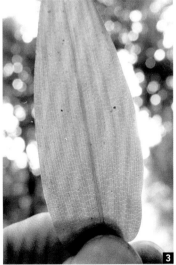

2 花序

3 叶脉

108. 薏苡

别名：野米仁、念佛珠、菩提子

Coix lacryma-jobi Linn.

形态 一年生草本，高1~1.5m。秆粗壮直立，多分枝。叶片长而宽，线状披针形，长达30cm，宽1~4cm，顶端渐尖，基部近心形，中脉粗厚而于下面凸起。总状花序腋生成束，常下倾，长5~10cm，具总梗；雌小穗位于花序下部，长7~10mm，外面包以软骨质的总包，总包成熟时表面具珐琅质，光亮。花、果期7~10月。

分布与生境 全省广泛栽培。

药用部位及采集 种仁入药（薏苡仁），根、叶入药。种仁和根：秋季采收；叶：夏、秋季采收。

性味功能 性凉，味甘、淡。利水渗湿，健脾止泻，除痹，排脓，解毒散结。

主治 水肿、脚气、小便不利、脾虚泄泻、湿痹拘挛、肺痈、肠痈、赘疣、癌肿等。

验方精选

1. 急性肾炎：根、活血丹、白茅根、萆草各30g，大蓟根、节节草各15g，水煎服。连服2~4周。

2. 荨麻疹：根、苍耳草、活血丹、白英各30g，水煎服。

3. 乳糜尿：根、大蓟根、活血丹、白英各30g，水煎服。

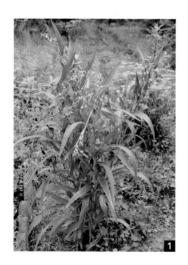

1　花果期植株

4. 胃痛：根 48g、乌药 12g，水煎服。
5. 胆道蛔虫症：鲜根 250g，鲜萹蓄、紫花地丁各 30g，鲜凹叶景天 60g，水煎服。

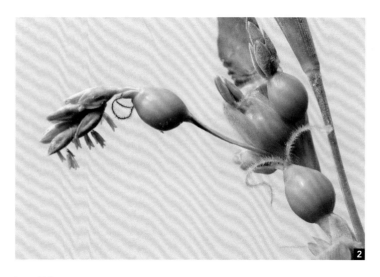

| 2 花枝

109. 白茅

别名：茅草、甜根草、茅针花

Imperata cylindrica (Linn.) Beauv.

形态 多年生草本，高 25～80cm。根状茎细长，密生鳞片。秆丛生，具 2～3 节，节上具长柔毛。叶片扁平，长 5～60cm，宽 2～8mm，顶端渐尖，基部渐狭，下面及边缘粗糙。圆锥花序圆柱状，白色，长 5～24cm，分枝短缩密集，基部有时较疏松或间断；小穗披针形或长圆形，长约 4mm，基部密生长 10～15mm 的丝状白色柔毛。花、果期 5～9 月。

分布与生境 全省山区均有分布。生于向阳的荒山坡、路边、田边和屋旁。

药用部位及采集 根茎入药（白茅根），花入药。根茎：春、秋季采收；花：花期采收。

性味功能 根：性寒，味甘。花：性温，味甘。凉血止血，清热利尿。

主治 血热吐血、衄血、尿血、热病烦渴、湿热黄疸、水肿尿少、热淋涩痛、肺热咳嗽等。

验方精选

1. 吐血、鼻衄：鲜根或未开放的花 60g，水煎服，连续服用。
2. 急性肾炎、浮肿：鲜根 150～500g，水煎分 2 次服。

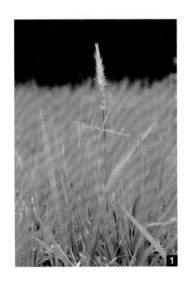

1 花期植株

3. 麻疹：鲜根 60～150g，水煎代茶饮，疹未透者淡煎，疹已透者浓煎，若热毒较甚可加荸荠皮等量，水煎代茶饮。

4. 浅表刀伤：花外敷患处可止血。

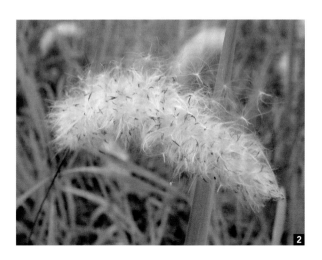

2　| 2 果序

110. 石菖蒲

别名：九节菖蒲、水剑草、香草

Acorus tatarinowii Schott

形态 多年生草本，高达 40cm。根状茎芳香，直径 0.5～1.5cm，节间长 3～5mm。叶片线形，长 10～50cm，宽 7～13mm，无中肋，平行脉多数。总花梗三棱形，长 4～15cm；叶状佛焰苞 13～25cm；肉穗花序圆柱状，长 2.5～10cm，直径 3～7mm；花白色。果幼时绿色，成熟时黄绿色或黄白色。花、果期 4－7 月。

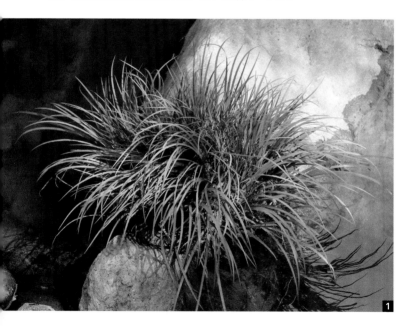

1 生境

分布与生境 全省均有分布。生于湿地或溪边石上。

药用部位及采集 根状茎入药（石菖蒲）。秋、冬季采挖。

性味功能 性温，味辛、苦。开窍豁痰，醒神益智，化湿开胃。

主治 神昏癫痫、健忘失眠、耳鸣耳聋、脘痞不饥、噤口下痢等。

验方精选

1. 跌打损伤：根茎 15g，加珍珠菜根 15g、檵木根 30g，水煎服。
2. 胸腹胀闷：根茎 15g，水煎，冲黄酒、红糖服。

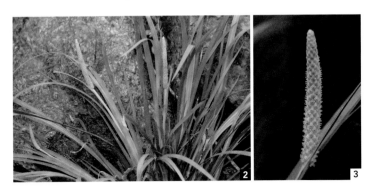

2 花期植株

3 花序

111. 天南星

别名：异叶天南星、独叶一枝枪、蛇六谷

Arisaema heterophyllum Bl.

形态 多年生草本，高达 1m。块茎扁球形，直径 1.5 ~ 4cm。叶单 1；叶柄圆柱形，长 25 ~ 50cm，下部 3/4 鞘状；叶片鸟足状分裂，裂片 7 ~ 19，倒披针形、长圆形、线状长圆形，顶端渐尖，基部楔形，全缘，无柄或具短柄，中间小叶最小。肉穗花序顶生，总花梗常短于叶柄；佛焰苞筒状，绿色，附属物长鞭状，伸出佛焰苞外。浆果红色。花期 4 – 5 月，果期 7 – 9 月。

分布与生境 全省山区均有分布。生于林下、灌丛或草地。

药用部位及采集 块茎入药（天南星）。秋、冬季采挖。

性味功能 性温，味苦、辛；有毒。散结消肿。

主治 外用治痈肿，蛇虫咬伤等。

验方精选

1. 无名肿毒初起：根捣烂敷患处。
2. 未溃烂的疔毒痈肿：根用米泔水（或醋）在钵头底磨浓汁涂

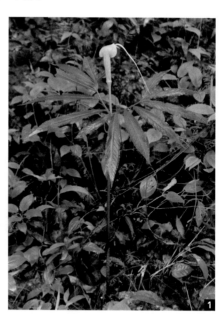

| 1 花期植株

患处，一日数次。

3. 肺痛、咳嗽：根切片，每次 2.4 ～ 4.5g，加等量的生姜，水煎服。

4. 毒蛇咬伤：鲜根捣烂，敷伤处，有镇痛消肿作用。

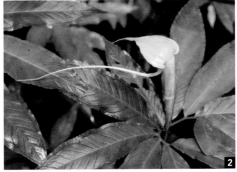

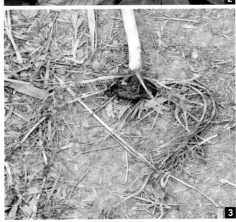

2 花序

3 块茎与根

112. 滴水珠

天南星科

别名：石半夏、岩芋、岩珠

Pinellia cordata N. E. Brown

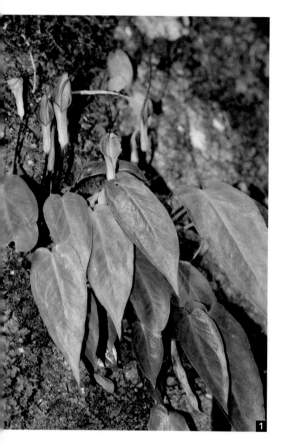

1 花期群落

形态 多年生草本，高达30cm。块茎球形至长圆形，长2～2.8cm，直径1～1.8cm。叶单1；叶柄长8～25cm；叶片长圆状卵形或心状戟形，长5～10cm，宽3～8cm，顶端长渐尖或有时呈尾状，基部深心形，常在弯曲处上面有1珠芽，全缘。总花梗短于叶柄，长6～18cm；佛焰苞绿色、淡紫色或青紫色，附属物绿色，长6～20cm，常弯曲呈"之"字形上升。花期3－6月，果期7－9月。

分布与生境 全省山区均有分布。生于阴湿的草丛中、岩石边和陡峭的石壁上。

药用部位及采集 块茎入药（作滴水珠入药）。全年可采。

性味功能 性温，味辛；有小毒。消肿解毒，散结止痛。

主治 乳痈、肿毒、跌打损伤等。

验方精选

1. 腰痛：完整不破损的鲜根 3g，整粒用温开水吞服（不可嚼碎），另以鲜根加食盐或白糖捣烂，敷患处。
2. 跌打损伤：鲜根捣烂敷患处。
3. 乳痈、肿毒：根与蓖麻子等量，捣烂和凡士林或猪油调匀，外敷患部。

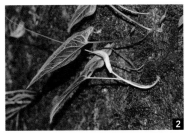
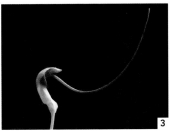

2 花期植株
3 花序

113. 鸭跖草

鸭跖草科

别名：兰花草、竹节草、挂兰青

Commelina communis Linn.

形态 一年生草本。茎多分枝，基部匍匐，节上生根。叶互生；叶片卵形至披针形，长3～10cm，宽1～2cm，顶端急尖至渐尖，基部宽楔形，近无柄；叶鞘近膜质，紧密抱茎，散生紫色斑点，鞘口有长睫毛。聚伞花序单生于主茎或分枝的顶端；总苞片蚌壳状，绿色；花天蓝色，稀白色或淡紫色。蒴果椭圆形，2瓣裂。花、果期7－11月。

分布与生境 全省均有分布。生于溪边、田边、屋下或路旁水沟边潮湿处。

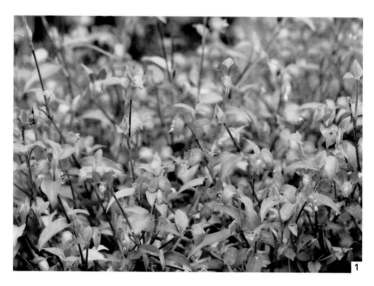

1 花期群落

药用部位及采集 地上部分入药（鸭跖草）。夏、秋季可采。

性味功能 性寒，味甘、淡。利水消肿。

主治 感冒发热、热病烦渴、咽喉肿痛、水肿尿少、热淋涩痛、痈肿疔毒等。

验方精选

1. 小儿丹毒、热痢以及作急性热病的退热用：鲜全草 60 ~ 90g（干品 30g），重症可用 150 ~ 210g，或用鲜全草捣汁服，即见效。

2. 咽喉肿痛：鲜全草 60g，水煎服或捣汁服。

3. 水肿、腹水：鲜全草 60 ~ 90g，水煎服，连服数日。

4. 关节肿痛、痈疽肿毒、疮疖脓疡：鲜全草捣烂，加烧酒少许敷患处。1 日 1 换。

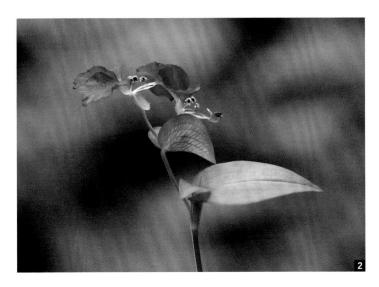

2 花

114. 华重楼

别名：七叶一枝花、金盘托荔枝、草河车

Paris polyphylla Sm. var. *chinensis* (Franch.) Hara

形态 多年生草本。根状茎粗壮，密生环节。茎连同花梗高达 1.5m。叶 5~9 枚轮生于茎顶；叶片长圆形或卵状长圆形，长 7~20cm，宽 2.5~8cm，顶端渐尖或短尾状，基部宽楔形，具长 0.5~3cm 的叶柄。花单生茎顶；外轮花被片叶状，绿色，内轮花被片宽线形，通常远短于外轮花被片。蒴果近圆形，直径 1.5~2.5cm，具棱，暗紫色，成熟时开裂。种子鲜红色。花期 4 - 6 月，果期 7 - 10 月。

分布与生境 全省均有分布。生于山坡林下阴湿处或沟边草丛中。

药用部位及采集 根状茎入药（重楼）。秋季采挖。

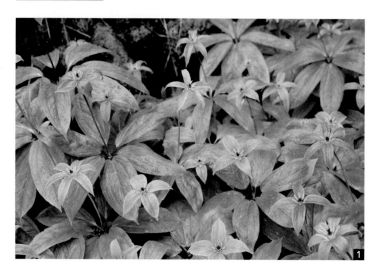

| 1 花期群落

性味功能 性微寒，味苦；有小毒。清热解毒，消肿止痛，凉肝定惊。

主治 疔疮痈肿、咽喉肿痛、蛇虫咬伤、跌扑伤痛、惊风抽搐等。

验方精选

1. 痈疽肿毒：鲜茎叶捣烂，敷患处，或研末同鸡蛋清调敷。
2. 单、双蛾：根和醋磨汁，用毛笔涂于患处。
3. 喉头肿痛、小儿惊风：根 3 ~ 6g。水煎服，或根研细末，每用 0.6 ~ 0.9g，凉开水送服。
4. 婴儿胎毒：根 0.3 ~ 0.6g，水煎服。

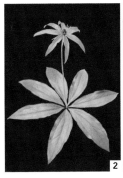 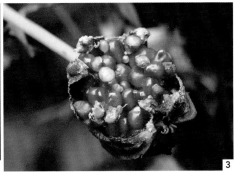

2 植株
3 果实与种子

115. 土茯苓

百合科

别名：光叶菝葜、山遗粮、羊舌藤

Smilax glabra Roxb.

形态 常绿攀缘灌木。根茎呈不规则块根状，有刺。茎长达4m，无刺。叶片革质，长圆状披针形至披针形，长 5～15cm，宽 1～4cm，顶端骤尖至渐尖，基部圆形或楔形，下面有时苍白色，具 3 主脉；叶柄长 3～15mm，具卷须。伞形花序具多数花；花绿白色，径约 3mm。

浆果直径 6～8mm，成熟时紫黑色，具白粉。花期 7－8 月，果期 11 月至翌年 4 月。

分布与生境 全省均有分布。生于山坡路边或溪边灌丛中，常攀缘在树上。

药用部位及采集 根茎入药（土茯苓）。夏、秋季采挖。

性味功能 性平，味甘、淡。解毒，除湿，通利关节。

主治 梅毒及汞中毒所致的肢体拘挛，筋骨疼痛；湿热淋浊，带下，痈肿，瘰疬，疥癣。

验方精选

1. 恶疮热疖：根 120g，水煎服。
2. 风湿骨痛，疮疡肿毒：根500g（去皮）和猪肉炖烂，分数次连渣服；或用根1000g（去皮）切片，水煎，去渣后加白糖 60g，煎成浓液，每天 2 次，每次服 1～2茶匙。忌食酸辣、茶叶、萝

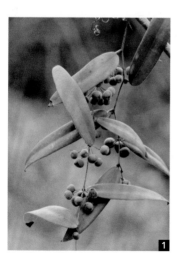

1 果期植株

卜菜、腥气。

3. 腹泻：根 120g，切碎，水煎取汁，分数次服。

4. 皮炎：根 60 ~ 90g，水煎，代茶饮。

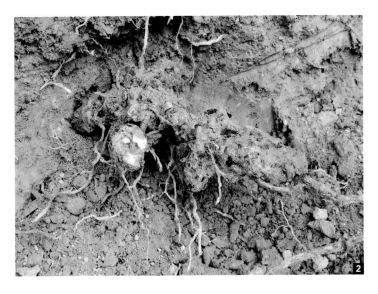

| 2 根状茎

116. 菝葜

百 合 科

别名： 金刚刺、金刚藤、铁菱角

Smilax china Linn.

形态 落叶攀缘灌木。根状茎粗壮，坚硬，不规则弯曲，有刺。茎长达 3m，具疏刺。叶片薄革质，近圆形或广椭圆形，长 3～10cm，宽 1.5～8cm，具 3～5 条弧形脉，全缘；叶柄两侧具翼状托叶鞘，与叶柄近等宽，顶端具卷须。伞形花序腋生，具多花；花黄绿色。浆果球形，直径 6～15mm，成熟时红色，有时具白粉。花期 4－6 月，果期 6－10 月。

分布与生境 全省均分布。生于山坡林下或灌丛中。

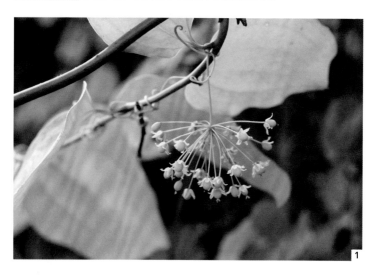

| 1 花期植株

药用部位及采集 根茎入药（菝葜）。秋末至次年春采挖。

性味功能 性平，味甘、微苦、涩。利湿去浊，祛风除痹，解毒散瘀。

主治 小便淋浊、带下量多、风湿痹痛、疔疮痈肿等。

验方精选

1. 肺脓疡：根 60g，水煎服，或加鱼腥草全草 15～30g、羊乳根 30g，水煎服。
2. 流火：根 30～60g、牛膝根 6～9g，水煎服。
3. 关节痛：根 60g，或加中华常春藤 9g，黄酒、水各半，煎服。

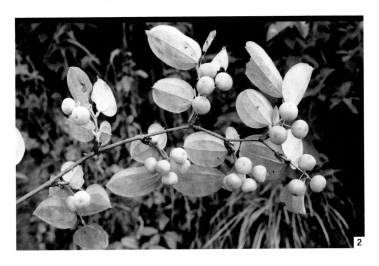

2 果期植株

117. 石蒜

别名：彼岸花、蟑螂花、野蒜

Lycoris radiata (L'Hér.) Herb.

形态 多年生草本。鳞茎近圆球形，直径 1~3.5cm。叶秋季抽出，夏季枯死；叶片狭带状，长 14~30cm，宽约 0.5cm，顶端钝，深绿色，中间有粉绿色带。花茎高达 40cm；伞形花序顶生，有花 4~7 朵；花鲜红色，花被裂片 6，裂片狭长，展开且反卷，边缘皱缩；雄蕊显著伸出。蒴果具 3 棱。种子亮黑色。花期 8-10 月，果期 10-11 月。

分布与生境 全省均有分布。生于阴湿山坡、沟边石缝处、林

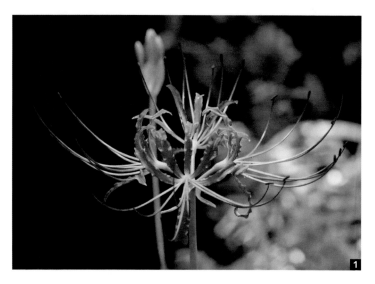

1 花序

缘及山地路边。

药用部位及采集 鳞茎入药。全年可采。

性味功能 性温，味甘、辛；有毒。祛风催吐，解毒散结。

主治 喉风、单双乳蛾、咽喉肿痛、痰涎壅塞，恶疮肿毒、胸腹积水、痰核瘰疬、痔漏、风湿关节痛、顽癣、烫火伤，跌打损伤、食物中毒等。

验方精选

1. 疔肿：鲜鳞茎捣烂，外敷患处。

2. 肾炎水肿：鲜鳞茎3只，蓖麻子（去壳）10余粒，捣糊，敷脚底心（涌泉穴），每日换1次。

3. 扁桃体炎：鲜鳞茎捣烂取汁约10滴，漱喉部。儿童、孕妇忌用。

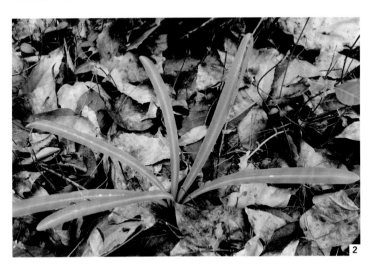

2

2 叶

118. 白及

别名：千年棕榈、白根、羊角七

Bletilla striata (Thunb. ex A. Murray) Rchb. f.

形态 多年生草本，高 30 ~ 80cm。假鳞茎扁球形，上面具环纹，彼此相连接，直径 1.5 ~ 3cm。叶 4 ~ 6 枚，互生；叶片狭长椭圆形或披针形，长 18 ~ 45cm，宽 2.5 ~ 5cm，顶端渐尖，基部渐窄下延成长鞘状抱茎，叶面具多条平行纵褶。总状花序顶生，具花 3 ~ 10 朵；花大，径约 4cm，紫红色或玫瑰红色；萼片与花瓣相似。花期 5 - 6 月，果期 7 - 9 月。

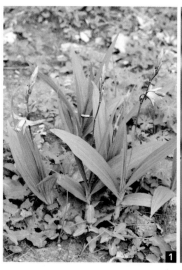 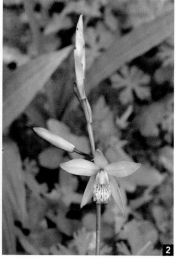

1 花期植株
2 花序

分布与生境 全省均有分布。生于山坡林下、岩石旁阴湿处及溪边、水湿地草丛中。

药用部位及采集 块茎入药（白及）。夏、秋季采挖。

性味功能 性微寒，味苦、甘、涩。收敛止血，消肿生肌。

主治 咯血、吐血、外伤出血、疮疡肿毒、皮肤皲裂等。

验方精选

1. 硅沉着病、咳嗽少痰、胸痛：鲜根去须根 60g（干品 15～30g），加桔梗 9～15g，水煎，冲白糖，早、晚饭前各服 1 次。忌食酸辣、芥菜。
2. 跌打损伤：根研末，用开水或黄酒吞服 3～6g。
3. 各种疔疮：鲜根加盐捣烂敷患处。
4. 刀伤出血：根配煅石膏等量，研细末外用。
5. 肠胃出血：白及、地榆各等量，炒焦研末，每服 3g，温开水送服，每日 2～3 次。

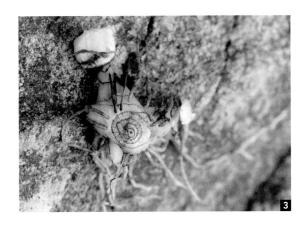

3 | 3 假鳞茎

119. 斑叶兰

兰 科

别名：小叶青、小青、尖叶山蝴蝶

Goodyera schlechtendaliana Rchb. f.

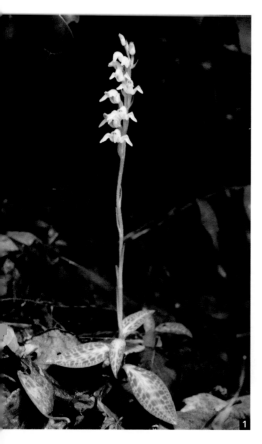

1 花期植株

形态 多年生草本，高达25cm。茎下部直立，具长柔毛，下部匍匐伸长成根状茎，基部具叶4~6枚。叶互生；叶片卵形或卵状披针形，长3~8cm，宽0.8~2.5cm，顶端急尖，基部楔形，上面绿色，具黄白色斑纹，下面淡绿色；叶柄长4~10mm，基部扩大成鞘状抱茎。总状花序长8~20cm，疏生花数朵至20余朵，花序轴被柔毛；花白色，偏向一侧。花期9~10月。

分布与生境 全省均有分布。生于山坡林下。

药用部位及采集 全草入药。夏、秋季采集，洗净，晒干或鲜用。

性味功能 性寒，味甘。清热解毒，补虚润燥。

主治 肺痨咳嗽、气管炎、淋巴结结核、毒蛇咬伤、痈肿疮疖等。

验方精选

1. 痈肿疮疖：鲜全草嚼烂或捣烂，敷患处。
2. 肺病咳嗽：全草15g，炖肉吃。
3. 气管炎：鲜全草3～6g，水煎服。

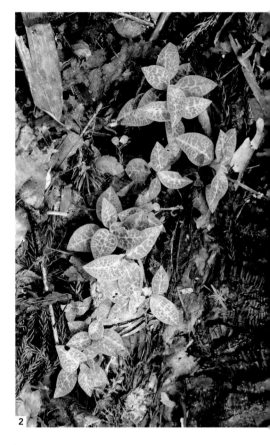

2

| 2 苗期

239

120. 绶草

别名：盘龙参、龙缠柱

Spiranthes sinensis (Pers.) Ames

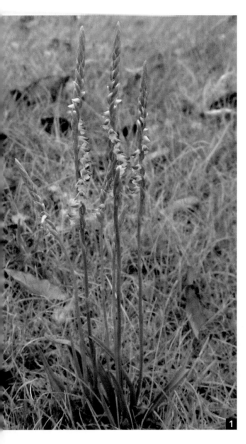

1　花期植株

形态 多年生草本，高达45cm。肉质根数条，簇生。茎较短，基部生2～8枚叶。叶互生；叶片稍肉质，下部呈线状倒披针形或线形，长2～17cm，宽3～10mm，顶端尖，中脉微凹，上部呈苞片状。花葶直立，长10～25cm；穗状花序长4～20cm；花在花序轴上呈螺旋状着生；花淡紫红色、粉红色或白色。花期5－7月，果期7－9月。

分布与生境 全省均有分布。生于海拔1300m以下的林下、灌丛下、路边草地或沟边草丛中。

药用部位及采集 根茎入药。春、夏、秋季均可采。

性味功能 性凉，味甘、辛。清热解毒，消毒止痛，滋补强壮。

主治 咽喉肿痛、白喉、指疔、糖尿病、白浊、神经衰弱等。

验方精选

1. 扁桃体炎、咽喉炎：根 9~15g，水煎服。严重者可取鲜根捣汁，徐徐含咽。
2. 牙痛：鲜根 21~24g，加白糖蒸服。
3. 指头炎：鲜根加盐，捣烂外敷。

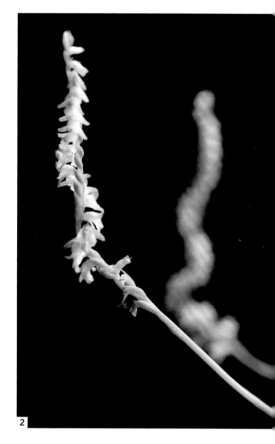

2

| 2 花序

植物中文名索引

植物拉丁学名索引

图书在版编目（CIP）数据

浙江常用中草药图鉴. 第一册 / 熊耀康，张水利主编. —北京：人民卫生出版社，2018

ISBN 978-7-117-26331-3

Ⅰ.①浙⋯　Ⅱ.①熊⋯　②张⋯　Ⅲ.①中草药－图集　Ⅳ.①R282.7-64

中国版本图书馆 CIP 数据核字（2018）第 074209 号

| 人卫智网 | www.ipmph.com | 医学教育、学术、考试、健康，购书智慧智能综合服务平台 |
| 人卫官网 | www.pmph.com | 人卫官方资讯发布平台 |

浙江常用中草药图鉴（第一册）

主　　编：熊耀康　张水利
出版发行：人民卫生出版社（中继线 010-59780011）
地　　址：北京市朝阳区潘家园南里 19 号
邮　　编：100021
E - mail：pmph @ pmph.com
购书热线：010-59787592　010-59787584　010-65264830
印　　刷：北京顶佳世纪印刷有限公司
经　　销：新华书店
开　　本：787 × 1092　1/32　印张：8
字　　数：230 千字
版　　次：2019 年 7 月第 1 版　2019 年 7 月第 1 版第 1 次印刷
标准书号：ISBN 978-7-117-26331-3
定　　价：56.00 元